J. M. Rueger ▪ W. Schlickewei ▪ J. Engert
D. W. Sommerfeldt ▪ (Hrsg.) ▪ **Das kindliche Polytrauma**

J. M. Rueger
W. Schlickewei
J. Engert
D. W. Sommerfeldt
(Hrsg.)

Das kindliche Polytrauma

Mit 65 Abbildungen
in 131 Einzeldarstellungen
und 22 Tabellen

SPRINGER-VERLAG
BERLIN HEIDELBERG GMBH
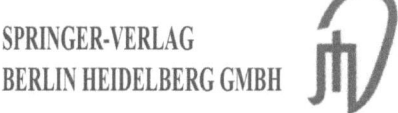

Prof. Dr. JOHANNES M. RUEGER, Direktor
Klinik für Unfall-, Hand- und Wiederherstellungschirurgie
Universitätsklinikum Hamburg-Eppendorf
Martinistr. 44, 20246 Hamburg

Prof. Dr. med. WOLFANG SCHLICKEWEI, Chefarzt
Unfall- und Wiederherstellungschirurgie, Kindertraumatologie
St. Josefskrankenhaus Freiburg
Sautierstr. 1, 79104 Freiburg

Prof. Dr. med. JÜRGEN ENGERT, Direktor
Kinderchirurgische Klinik der Ruhr-Universität Bochum
Marienhospital Herne
Widumerstr. 8, 22427 Herne

Dr. med. DIRK W. SOMMERFELDT, Oberarzt
Klinik für Unfall-, Hand- und Wiederherstellungschirurgie
Universitätsklinikum Hamburg-Eppendorf
Martinistr. 44, 20246 Hamburg

ISBN 978-3-7985-1440-9   ISBN 978-3-7985-1936-7 (eBook)
DOI 10.1007/978-3-7985-1936-7

Bibliografische Information Der Deutschen Bibliothek
Die Deutsche Bibliothek verzeichnet diese Publikation in der
Deutschen Nationalbibliografie; detaillierte bibliografische Daten
sind im Internet über <http://dnb.ddb.de> abrufbar.

Dieses Werk ist urheberrechtlich geschützt. Die dadurch begründeten Rechte, insbesondere die der Übersetzung, des Nachdrucks, des Vortrags, der Entnahme von Abbildungen und Tabellen, der Funksendung, der Mikroverfilmung oder der Vervielfältigung auf anderen Wegen und der Speicherung in Datenverarbeitungsanlagen, bleiben, auch bei nur auszugsweiser Verwertung, vorbehalten. Eine Vervielfältigung dieses Werkes oder von Teilen dieses Werkes ist auch im Einzelfall nur in den Grenzen der gesetzlichen Bestimmungen des Urheberrechtsgesetzes der Bundesrepublik Deutschland vom 9. September 1965 in der jeweils geltenden Fassung zulässig. Sie ist grundsätzlich vergütungspflichtig. Zuwiderhandlungen unterliegen den Strafbestimmungen des Urheberrechtsgesetzes.

http://www.steinkopff.springer.de

© Springer-Verlag Berlin Heidelberg 2004
Ursprünglich erschienen bei Steinkopff-Verlag Darmstadt in 2004

Die Wiedergabe von Gebrauchsnamen, Handelsnamen, Warenbezeichnungen usw. in diesem Werk berechtigt auch ohne besondere Kennzeichnung nicht zu der Annahme, dass solche Namen im Sinne der Warenzeichen- und Markenschutz-Gesetzgebung als frei zu betrachten wären und daher von jedermann benutzt werden dürften.

Produkthaftung: Für Angaben über Dosierungsanweisungen und Applikationsformen kann vom Verlag keine Gewähr übernommen werden. Derartige Angaben müssen vom jeweiligen Anwender im Einzelfall anhand anderer Literaturstellen auf ihre Richtigkeit überprüft werden.

Umschlaggestaltung: Erich Kirchner, Heidelberg, unter Verwendung der Originalgrafik
„Die Leipziger Puppendoctorin" (aus der Sammlung G. Volkert)
Satz: K+V Fotosatz GmbH, Beerfelden

SPIN 10961339   105/7231-5 4 3 2 1 0 – Gedruckt auf säurefreiem Papier

Vorwort

„Kinder sind keine kleinen Erwachsenen".

Dieser häufig zitierte Satz gilt auch für das unfallverletzte Kind. Trotz zahlreicher Bestrebungen, das Polytraumamanagement so weit wie möglich zu standardisieren, und trotz der vielen prinzipiellen Gemeinsamkeiten bei der Behandlung von Schwerverletzten jeder Altersstufe ist es doch unbestritten, dass das kindliche Polytrauma und seine Behandlung in vielen Bereichen seine Besonderheiten hat. Aus diesem Grund hat die Sektion Kindertraumatologie der DGU in ihrer 21. Jahrestagung das kindliche Polytrauma zum Thema gewählt. Gemeinsamkeiten und Besonderheiten sollten herausgearbeitet, Erfahrungen zusammengetragen und jetzt mit diesem Buch auch einem größeren Interessentenkreis zugänglich gemacht werden.

Die Inhalte dieses Buches umfassen die Pathophysiologie des kindlichen Polytraumas und – hiermit eng verknüpft – den zeitlichen Ablauf bei der Versorgung eines schwerverletzten Kindes, die therapeutischen Konzepte, im Einzelnen den jeweiligen Körperregionen zugeordnet, sowie Rehabilitationsmaßnahmen und kinderpsychiatrische Aspekte. Wer das Autorenverzeichnis liest, wird feststellen, dass nicht nur Kinder- und Unfallchirurgen zu Wort kommen, sondern auch Anästhesisten, Kinderärzte, Neurochirurgen und Psychiater. Nur in einer interdisziplinären Zusammenarbeit kann die Therapie des kindlichen Polytraumas erfolgreich sein. Wir danken daher allen Kollegen für die Mitarbeit an diesem Buch, das in einer vorzüglichen Zusammenarbeit mit dem Steinkopff Verlag – hier sei insbesondere Frau Dr. Volkert ausdrücklich gedankt – vorgelegt werden kann.

Wir wünschen uns, dass das Buch nicht nur Verbreitung unter den genannten Fachdisziplinen findet, die täglich mit unfallverletzten Kindern konfrontiert sind, sondern auch für junge Kollegen, für Mitarbeiter im Funktions- und Pflegedienst und für die Angehörigen der uns anvertrauten Kinder eine Quelle der Weiterbildung sein kann und zum besseren Verständnis der komplexen Thematik beitragen wird.

Hamburg, im Herbst 2003   Die Herausgeber

Inhaltsverzeichnis

1 Verletzungsmuster und Organversagen beim kindlichen Polytrauma 1
H. Jakob, B. Maier, I. Marzi

2 Phasengerechte Versorgung des kindlichen Polytraumas 15
J. Windolf, J. M. Rueger

3 Frühoperationen der ersten 24 Stunden 25
D. Nast-Kolb, B. Husain, S. Ruchholtz

4 Intensivmanagement des polytraumatisierten Kindes 41
H. H. Hellwege

5 Definitive Frakturversorgung und Rehabilitationsmaßnahmen des polytraumatisierten Kindes 49
T. F. Slongo

6 Das kindliche Schädel-Hirn-Trauma – Standards und Besonderheiten 61
F. Schröder, M. Westphal

7 Das Thoraxtrauma im Kindesalter 75
H. Till

8 Beckenverletzungen beim Kind – Besondere Aspekte beim Polytrauma 83
W. Schlickewei, B. Götze, R. Salm

**9 Wirbelsäulenverletzungen
beim kindlichen Polytrauma** 99
D. BRIEM, J. M. RUEGER

**10 Extremitätenversorgung
beim kindlichen Polytrauma** 111
M. SEIF EL NASR, W. SCHLICKEWEI

11 Kindliche Handverletzungen 121
K.-J. PROMMERSBERGER, U. LANZ

12 Tipps für den Kinderschockraum
Eine Fallzusammenstellung unter besonderer Berücksichtigung von diagnostischen Entscheidungen
und Behandlungsstrategien 133
J. M. MAYR, E. SORANTIN, A. M. WEINBERG

**13 Kinderpsychiatrische Aspekte
des kindlichen Polytraumas** 145
M. SCHULTE-MARKWORT, P. RIEDESSER

Sachverzeichnis 157

Autorenverzeichnis

Dr. med. DANIEL BRIEM
Unfall-, Hand- und
Wiederherstellungschirurgie
Universitätsklinikum
Hamburg-Eppendorf
Martinistraße 44
20246 Hamburg

Prof. Dr. med. JÜRGEN ENGERT
Kinderchirurgische Klinik
der Ruhr-Universität Bochum
Marienhospital Herne
Widumer Straße 8
22427 Herne

Dr. med. BETTINA GÖTZE
Unfall- und Wiederherstellungs-
chirurgie, Kindertraumatologie
St. Josefskrankenhaus
Sautierstraße 1
79104 Freiburg

Prof. Dr. med.
HANS-HENNING HELLWEGE
Klinik und Poliklinik
für Kinder- und Jugendmedizin
Universitätsklinikum
Hamburg-Eppendorf
Martinistraße 44
20246 Hamburg

Dr. med. BAHER HUSAIN
Klinik und Poliklinik
für Unfallchirurgie
Universitätsklinikum Essen
Hufelandstraße 55
45127 Essen

Dr. med. HEIKE JAKOB
Klinik für Chirurgie
St. Josef Krankenhaus
Langenstrichstraße 44–46
66538 Neunkirchen

Prof. Dr. med. ULRICH LANZ
Klinik für Handchirurgie
Herz- und Gefäß-Klinik GmbH
Salzburger Leite 1
97615 Bad Neustadt

Dr. med. BERND MAIER
Klinik für Unfall-, Hand-
und Wiederherstellungschirurgie
Klinikum der Johann Wolfgang
Goethe-Universität
Frankfurt am Main
Theodor Stern Kai 7
60590 Frankfurt am Main

Prof. Dr. med. INGO MARZI
Klinik für Unfall-, Hand-
und Wiederherstellungschirurgie
Klinikum der Johann Wolfgang
Goethe-Universität
Frankfurt am Main
Theodor Stern Kai 7
60590 Frankfurt am Main

Prof. Dr. med. JOHANNES M. MAYR
Universitätsklinik für Kinder-
chirurgie, Universität Graz
Auenbruggerplatz 34
8036 Graz
Österreich

Prof. Dr. med. DIETER NAST-KOLB
Klinik und Poliklinik
für Unfallchirurgie
Universitätsklinikum Essen
Hufelandstraße 55
45127 Essen

Priv.-Doz. Dr. med.
KARL-JOSEF PROMMERSBERGER
Klinik für Handchirurgie
Salzburger Leite 1
97615 Bad Neustadt

Prof. Dr. med. PETER RIEDESSER
Klinik und Poliklinik
für Psychiatrie und Psychotherapie
des Kindes- und Jugendalters
Universitätsklinikum
Hamburg-Eppendorf
Martinistraße 44
20246 Hamburg

Priv.-Doz. Dr. med.
STEFFEN RUCHHOLTZ
Klinik und Poliklinik
für Unfallchirurgie
Universitätsklinikum Essen
Hufelandstraße 55
45127 Essen

Prof. Dr. JOHANNES M. RUEGER
Klinik für Unfall-, Hand-
und Wiederherstellungschirurgie
Universitätsklinikum
Hamburg-Eppendorf
Martinistraße 44
20246 Hamburg

Priv.-Doz. Dr. med. RICHARD SALM
Allgemein- und Viszeralchirurgie
Endoskopische Chirurgie
St. Josefskrankenhaus
Sautierstraße 1
79104 Freiburg

Prof. Dr. med.
WOLFGANG SCHLICKEWEI
Unfall- und Wiederherstellungs-
chirurgie, Kindertraumatologie
St. Josefskrankenhaus Freiburg
Sautierstraße 1
79104 Freiburg

Prof. Dr. med.
MICHAEL SCHULTE-MARKWORT
Klinik und Poliklinik für Psychiatrie
und Psychotherapie
des Kindes- und Jugendalters
Universitätsklinikum
Hamburg-Eppendorf
Martinistraße 44
20246 Hamburg

Dr. med. F. SCHRÖDER
Klinik und Poliklinik
für Neurochirurgie
Universitätsklinikum
Hamburg-Eppendorf
Martinistraße 44
20246 Hamburg

Dr. med. MACHMOUD SEIF EL NASR
Unfall-, Hand- und
Wiederherstellungschirurgie
Klinikum Traunstein
Cuno-Niggl-Straße 3
83278 Traunstein

Dr. med. THEDDY SLONGO
Klinik und Poliklinik
für Kinderchirurgie
Inselspital Bern
3010 Bern
Schweiz

Dr. med. DIRK W. SOMMERFELDT
Klinik für Unfall-, Hand-
und Wiederherstellungschirurgie
Universitätsklinikum
Hamburg-Eppendorf
Martinistraße 44
20246 Hamburg

Prof. Dr. med. ERICH SORANTIN
Universitätsklinik für Radiologie,
Universität Graz
Auenbruggerplatz 34
8036 Graz
Österreich

Priv.-Doz. Dr. med. HOLGER TILL
Kinderchirurgische Klinik
Ludwig-Maximilians-Universität
München
Lindwurmstraße 4
80337 München

Priv.-Doz. Dr. med.
ANNELIE M. WEINBERG
Klinik und Poliklinik
für Unfallchirurgie
Klinikum der Johannes-Gutenberg-
Universität
Langenbeckstraße 1
55101 Mainz

Prof. Dr. med. MANFRED WESTPHAL
Klinik und Poliklinik
für Neurochirurgie
Universitätsklinikum
Hamburg-Eppendorf
Martinistraße 44
20246 Hamburg

Prof. Dr. med. JOACHIM WINDOLF
Klinik für Unfall-, Hand-
und Wiederherstellungschirurgie
Universitätsklinikum
Hamburg-Eppendorf
Martinistraße 44
20246 Hamburg

1 Verletzungsmuster und Organversagen beim kindlichen Polytrauma

H. Jakob, B. Maier, I. Marzi

■ Einleitung

Unfallbedingte Verletzungen, meist als Folge eines Verkehrsunfalls, sind die bedeutendste ernste Gesundheitsstörung und häufigste Todesursache im Kindes- und frühen Jugendalter. Häufig handelt es sich um Verletzungen mehrerer Organe bzw. Körperregionen im Sinne eines Polytraumas. Je jünger polytraumatisierte Kinder sind, desto deutlicher treten Unterschiede zum Erwachsenen aufgrund anatomischer und physiologischer Besonderheiten, insbesondere was die Skelettentwicklung anbelangt, im Verletzungsmuster auf. Inadäquate Primärbeurteilung und Behandlungsstrategien können für frühe Todesfälle beim kindlichen Polytrauma verantwortlich sein [29]. Um die häufigsten Verletzungen aufzuzeigen und die sich hieraus ergebenden Behandlungskonzepte zu diskutieren, untersuchten wir in dieser Studie retrospektiv die Unfallmechanismen, Verletzungsmuster, Behandlungsstrategien und das Outcome der in der Universitätsklinik des Saarlandes von 1990 bis 1999 behandelten polytraumatisierten Kinder sowie der polytraumatisierten Kinder, die in den Jahren 2001 und 2002 an der Universitätsklinik in Frankfurt am Main behandelt wurden.

■ Pathophysiologische Grundlagen

Die Pathophysiologie des „traumatischen Schocks" beim Kind ist ebenso wie beim Erwachsenen durch 3 Hauptprobleme gekennzeichnet:
■ Ischämie und Reperfusion
■ Weichteiltrauma
■ Immunsystemversagen

Der initial beim Polytrauma eintretende Blutverlust führt zur Hypoxie, diese wiederum zum Ischämie-/Reperfusionsschaden. Weichteiltraumen und Organverletzung bewirken neben einer zusätzlichen Perfusionsstörung auch eine Mediatorfreisetzung und eine Zellaktivierung. Frakturen führen über die von ihnen ausgelöste Schmerzkaskade zur einer verstärkten Stressreaktion. Diese Einzelmechanismen führen letztendlich zu einer lokalen und systemischen Entzündungsreaktion (SIRS), die wiederum durch eine „Überforderung" der einzelnen Organsysteme (toxische Metabolite) und des Immunsystems (Einschwemmung von Endotoxinen und Bakterien durch Zusammenbruch der Barrierefunktion des Darmes) zum Organ- und Immunsystemversagen führen kann.

Beim kindlichen Polytrauma spielen zusätzlich die Faktoren Konstitution (Körpergewicht, Körperoberfläche, Körperwärme), Blutvolumen und altersabhängige Immunkompetenz eine entscheidende prognostische Rolle. Die bei Kindern im Vergleich zum Erwachsenen deutlich größere Körperoberfläche führt bereits initial nach dem Trauma zur schnelleren Wärmeabgabe und dadurch zum viel früheren Auskühlen des Patienten. Eine initiale Hypothermie führt zu Herzrhythmusstörungen sowie zur Aktivierung von Enzymkaskaden und wirkt sich somit prognostisch ungünstig auf den weiteren Krankheitsverlauf aus. Aufgrund der geringeren Körpergröße haben Kinder im Vergleich zum Erwachsenen ein deutlich geringeres Blutvolumen, somit auch geringere Reserven. Dennoch zeichnen sie sich hämodynamisch durch eine lange Kompensationsfähigkeit aus. Tritt jedoch einmal eine Dekompensation ein, so ist diese meist plötzlich und häufig irreversibel (s. auch Abschnitt Unfallrettung und Intensivtherapie). Vorteile beim Kind sind die noch bessere Regulations- und Kompensationsfähigkeit des Gerinnungssystems sowie das Fehlen von kardiovaskulären Vorerkrankungen. Die zelluläre immunologische Kompetenz ist beim Kind, insbesondere bei Kindern unter 10 Jahren, deutlich reduziert. Insbesondere die Zytokinsynthese zeigt eine stufenweise Entwicklung während der Kindheit [6]. Da die Zytokinsynthese bei Kindern noch vermindert ist, kann dies eine Ursache für die im Vergleich zum Erwachsenen veränderte Immunantwort (verminderte Hyperinflammation, weniger SIRS, weniger MOV) sein [12].

■ Epidemiologische Daten

Unter den 152 in die Studie einbezogenen Patienten waren doppelt so viele Jungen wie Mädchen (männlich:weiblich 101:51). Die dominierenden Unfallursachen in der Gruppe der 0- bis 5-jährigen Kinder waren Unfälle als Fußgänger (33,3%) und Stürze (42,4%). In der Altersgruppe von 6 bis 12 Jahren hielten sich die Verletzungshäufigkeiten bedingt durch Stürze (33,3%), Unfälle als Fußgänger (28,6%) und als PKW-Insassen (23,8%) die Waage. Bei den 13- bis 18-jährigen spielten als Verletzungsursachen neben PKW-Unfällen (33,7%) und Stürzen (27,3%) auch Mofa- und Motorradunfälle (19,5%) eine Rolle. Körperlicher Missbrauch und Suizidversuche traten ebenfalls in Einzelfällen auf (Abb. 1).

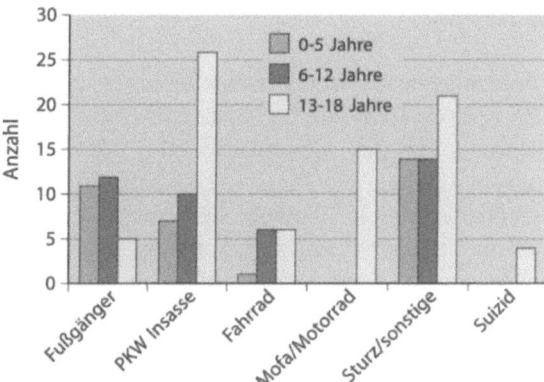

Abb. 1. Unfallursachen.

Unfallrettung und Intensivtherapie

Allgemein muss bei der Primärversorgung des kindlichen Polytraumas am Unfallort nicht von den üblichen Algorithmen bei Erwachsenen abgewichen werden. Einige Besonderheiten sind aber zu beachten. Vor allem die oberen Atemwege sind im Kindesalter relativ häufig durch eine Obstruktion betroffen (relativ großer Kopf, der zur Anteflexion neigt; hochstehender Larynx, große Zunge). Die Indikation zur Intubation sollte daher großzügig gestellt werden. Zudem kann die bei Erwachsenen fast lineare Beziehung zwischen Höhe des Blutverlustes, der Steigerung der Herzfrequenz und dem Absinken des Blutdruckes nicht auf Kinder übertragen werden. Die bei Säuglingen und Kleinkindern physiologisch hohe Ruhefrequenz schränkt die Frequenzreserve ein. Der wesentliche Kompensationsmechanismus bei Volumenmangel ist bei Kindern die ausgeprägte Fähigkeit zur Vasokonstriktion, so dass Kleinkinder bis zu einem Volumenverlust von 25% einen normalen systemarteriellen Blutdruck aufweisen können [30]. Im Hinblick auf ein späteres Multiorganversagen darf diese physiologische, initial lebensrettende Reaktion nicht zu lange persistieren, so dass eine ausreichende Volumensubstitution von essentieller Bedeutung ist [28].

Die Unfallrettung erfolgte in der von uns durchgeführten Studie in 134 Fällen mit dem Notarzt; 62 der eingelieferten Kinder waren präklinisch intubiert.

Zur Versorgung des polytraumatisierten Kindes im Schockraum sollte ein multidisziplinäres Team aus Unfallchirurgen, Kinderchirurgen, Anästhesisten, Neurochirurgen und Pädiatern zur Verfügung stehen, so dass die im jeweiligen Fall erforderliche Therapie unmittelbar nach der Primärdiagnostik erfolgen kann.

Die durchschnittliche Verweildauer auf der Intensivstation nach Primärversorgung betrug 10,3 Tage, bei einer mittleren Intubationsdauer von 4,7 Tagen. Die Dauer des gesamten stationären Aufenthaltes betrug im Mittel 19,8 Tage. Die Gesamtletalität betrug 8%.

Scoring

Die Einzelverletzungsschwere bezogen auf die Körperregionen wurde nach der Abbreviated-Injury-Scale (AIS) beurteilt [5]. Aus der Summe der Quadrate der bei der AIS ermittelten 3 höchsten Punktwerte wurde der ISS ermittelt. Wie bereits in mehreren vorausgegangenen Studien gezeigt werden konnte, ist der ISS sowohl bei erwachsenen als auch bei pädiatrischen polytraumatisierten Patienten aussagekräftig und ein spezifischer pädiatrischer Trauma-Score nicht zwingend erforderlich [16, 18]. Der ISS korreliert laut Orliaguet et al. [17] besonders gut mit der Letalität, Morbidität, der späteren Invalidität und der Dauer der Intensiv- und Krankenhausbehandlung der polytraumatisierten Patienten und eignet sich daher gerade zur Einteilung der schwerstverletzten Patienten. Einschlusskriterium für unsere Studie war ein ISS >/= 16 Punkte. In die Studie aufgenommen wurden damit auch isolierte Organverletzungen, wie z.B. bilateraler Hämatopneumothorax, Milzverletzung oder intracranielle Blutung, ab einem AIS-Wert von 4 Punkten.

Verletzungsschwere und Verletzungshäufigkeit

Die Verletzungsschwere bezogen auf die einzelnen Körperregionen wurde mit Hilfe der AIS bestimmt. Nach der AIS erfolgte die Zuordnung der Einzelverletzungen auf die Körperregionen Kopf, Gesicht, Thorax, Abdomen, Extremitäten und Körperoberfläche. Die Regionen Kopf, Thorax, Abdomen und Extremitäten waren jeweils etwa gleich schwer betroffen (AIS zwischen 3,2 und 3,4 Punkten), gefolgt von Gesicht und Körperoberfläche (2,4 bzw. 1,3 Punkte). Führend bezüglich der Verletzungshäufigkeit waren Kopfverletzungen mit 73,7%, gefolgt von Verletzungen der Körperoberfläche mit 55,9% und der Extremitäten mit 54,6% (Abb. 2). Die Häufigkeit thorakaler,

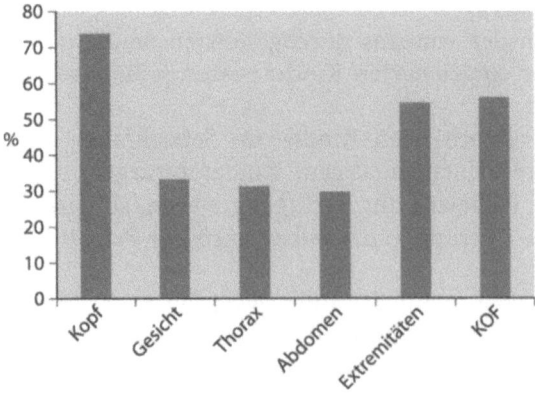

Abb. 2. Verletzte Körperregionen.

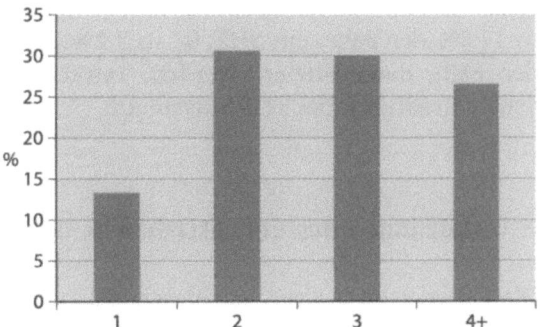

Abb. 3. Anzahl beteiligter Körperregionen.

abdomineller und von Gesichtsverletzungen lag jeweils um die 30%. Bei der Untersuchung der verletzten Körperregionen dominierten Zwei- und Dreifachverletzungen mit je etwa 30% (Abb. 3).

Schädelhirntraumata

Als häufigste Verletzung der Kinder und Jugendlichen imponierte das Schädelhirntrauma. Gerade durch die Schädel-Hirn-Verletzungen und weniger durch die Begleitverletzungen wird bei Kindern die Mortalität und das Outcome bestimmt [28]. Der bei Säuglingen und Kleinkindern noch weichere elastische Schädel kann bei Gewalteinwirkung durch Verformungen Energie abfangen. Dennoch treten Kalottenfrakturen bei ihnen ebenso häufig wie im späteren Kindesalter auf [2]. Ursache sind der große Kopf und die noch mangelnde Entwicklung gezielter Abwehrreaktionen bei Stürzen. Scherwirkungen können bei ihnen auch ohne Fraktur zu intrakraniellen Verletzungen führen [11]. Subdurale Blutungen sind im Alter unter 3 Jahren häufiger als im späteren Kindesalter. Gerade diese Erkenntnisse zeigen, dass eine genaue Untersuchung und Unterteilung der Schädel-Hirn-Verletzungen für die letztendliche Therapie entscheidend ist.

Insgesamt 109 der in unserer Studie untersuchten Kinder hatten eine Schädelverletzung, 24 davon eine offene. Die Einteilung der SHT's erfolgte nach Tönnes und Loew. Von einem SHT I° geht man hierbei bei einer Bewusstlosigkeit <5 min und einer Reversibilität aller Symptome innerhalb von 5 Tagen aus. Ein SHT II° liegt vor bei einer Bewusstlosigkeit bis 30 Minuten und einer Reversibilität aller Symptome in 30 Tagen. Ein SHT III° bedeutet eine Bewusstlosigkeit >30 Minuten und das Vorhandensein von Dauerschäden. Gerade die auffallend schlechte Dokumentation der SHT-Schwere in der präklinischen und primären klinischen (Schockraum) Versorgungsphase zeigt, dass die Bedeutung der Schädel-Hirn-Verletzungen noch vielfach unterschätzt wird. Aus diesem Grund konnten auch in unserer retrospektiven Studie nicht alle Schädelhirntraumata eindeutig klassifi-

ziert werden. Primär oder im Verlauf der Behandlung konnte eine SHT I°
in 17,8% der Fälle, ein SHT II° in 7,2% der Fälle und ein SHT III° in 9,2%
der Fälle diagnostiziert werden. Intracranielle Blutungen traten bei 58,
Schädelfrakturen bei 51 Kindern auf.

■ Verletzungen des Gesichtsschädels und des Stammskelettes

Die Untersuchung des Gesichtsschädels und Stammskelettes ergab eine Dominanz von Mittelgesichts- (38 Kinder) und Wirbelsäulenverletzungen (29 Kinder) (Tabelle 1). Die isolierte Verletzung der Wirbelsäule im Wachstumsalter gilt wegen ihrer im Vergleich zum Erwachsenen höheren Elastizität als selten [14]. Die definitive Beurteilung einer Wirbelsäulenläsion im Wachstumsalter ist wegen der möglichen Affektion der Wachstumsfugen von prognostischer Bedeutung [26]. Auffallend war die etwa gleich hohe Inzidenz von Verletzungen der HWS (7 Kinder), BWS (11 Kinder) und LWS (11 Kinder). Die Häufigkeit von Wirbelsäulenverletzungen steigt mit zunehmendem Alter, da die Elastizität der Wirbelsäule nach und nach abnimmt [19].

■ Beckenverletzungen

Die Beckenfraktur im Wachstumsalter ist selten und Indikator eines schweren Traumas [25]. Die Verletzungen entstehen als Folge einer massiven Gewalteinwirkung, am häufigsten im Straßenverkehr. Während Erwachsene eher als Fahrzeuginsassen verletzt werden, erleiden Kinder ihre Beckenfraktur in der Regel als Fußgänger oder als Fahrradfahrer [3, 10, 31]. In unserer Studie traten Beckenverletzungen nur bei 17 der 152 behandelten Kinder auf. Wesentlich für die Prognose ist die rasche Abgrenzung zwischen intraabdomineller und retroperitonealer Blutung [21]. Besonders problematisch ist die Therapie der retroperitonealen Blutung, die eine der

Tabelle 1. Gesichtsschädel und Stammskelett

	n	%
■ Mittelgesicht	38	25,0
■ Clavicula/Scapula	13	8,6
■ Sternum/Rippen	16	10,5
■ Wirbelsäule gesamt	29	19,1
■ HWS	7	4,6
■ BWS	11	7,2
■ LWS	11	7,2

wesentlichen Todesursachen darstellt [20]. Die Hauptblutungsquellen sind der frakturierte spongiöse Knochen und venöse Plexus (vor allem präsacral). Weitere wesentliche Blutungsquellen stammen aus dem gut kollateralisierten Stromgebiet der A. iliaca externa, z. B. der A. glutea superior.

Thoraxverletzungen

Thoraxverletzungen sind die zweithäufigste Todesursache beim traumatisierten Kind. Die meisten Verletzungen des Brustkorbes werden hierbei durch stumpfe Thoraxtraumen ausgelöst. Isolierte Thoraxtraumen sind relativ ungewöhnlich. Gerade aufgrund der noch hohen Plastizität und Verformbarkeit des kindlichen Brustkorbes können signifikante intrathorakale Verletzungen auch ohne äußere Verletzungszeichen auftreten. Deshalb beobachtet man häufig Lungenkontusionen und Pneumothoraces ohne gleichzeitige Rippenfrakturen nach stumpfen Thoraxtraumen [27].

In der Gruppe der von uns untersuchten polytraumatisierten Kinder wurden in insgesamt 46 Fällen Thoraxverletzungen beobachtet (Tabelle 2). Bei 22 Patienten bestand eine Thoraxwandverletzung, bei 9 eine intrathorakale Verletzung. Am häufigsten wurden Pneumothoraces (23 Patienten) und Lungenkontusionen (18 Patienten) diagnostiziert. In insgesamt 10 Fällen wurde ein Hämatothorax festgestellt. Seltenere Verletzungen waren Herzkontusion (2 Fälle) und Zwerchfellruptur (1 Fall).

Verletzungen des Bauchraumes

Bei Kindern ist der Brustkorb noch sehr flexibel und klein, so dass er keinen ausreichenden Schutz für die Leber, Milz und Nieren bietet, was die Vulnerabilität dieser Organe erhöht. Zudem sind die Organe im Verhältnis zum Abdomen proportional größer und befinden sich vor allem unterhalb

Tabelle 2. Thoraxverletzungen

	n	%
Thoraxverletzungen insgesamt	46	30,3
Thoraxwand	22	14,5
Intrathorakale Verletzung	9	5,9
Lungenkontusion	18	11,8
Pneumothorax	22	14,5
Hämatothorax	10	6,6
Herzkontusion	2	1,3
Zwerchfellruptur	1	0,7

Tabelle 3. Verletzungen des Bauchraumes

	n	%
Stumpfes Bauchtrauma	31	20,4
Leberruptur	5	3,3
Milzruptur	12	7,9
Mesenterialverletzung	3	1,2
Darmverletzung	6	3,9
Nierenverletzung	9	5,9
Blasenverletzung	2	1,3
Gefäßverletzung	2	1,3

des Brustkorbes. Darüber hinaus sind die kindlichen Organe aufgrund der noch unterentwickelten Bauchmuskulatur deutlich weniger geschützt als die von Erwachsenen. Aus diesem Grund treten intraabdominelle Verletzungen bei Kindern häufiger als bei Erwachsenen auf. Insbesondere die Inzidenz der Milzrupturen bei Kindern ist im Vergleich zum Erwachsenen doppelt so hoch [22].

Bei den Verletzungen des Bauchraumes wurden in der von uns durchgeführten Studie ausschließlich stumpfe Bauchtraumen (insgesamt 31 Kinder) beobachtet. Am häufigsten trat eine Milzruptur (12 Fälle), gefolgt von Nieren- (9 Fälle) und Darmverletzung (6 Fälle) auf. Zu den seltener aufgetretenen Verletzungen gehörten Leberrupturen, Mesenterialverletzungen sowie Blasen- und Gefäßverletzungen (Tabelle 3). Die Behandlung der intraabdominellen Blutung oder/und Organverletzung erfolgt nach den bekannten Richtlinien der Kinder- und Abdominalchirurgie.

■ Extremitätenfrakturen

Zu den insgesamt am häufigsten auftretenden Verletzungen gehören Extremitätenfrakturen. Das Management der kindlichen Extremitätenverletzungen muss das Alter des Patienten, das Ausmaß der Verletzungen, das Auftreten und die Schwere von Verletzungen anderer Organsysteme sowie die vorhandenen Behandlungsmöglichkeiten berücksichtigen. Wie die Erwachsenen profitieren auch die Kinder von einer unmittelbaren, definitiven Frakturstabilisierung vor dem Auftreten von sekundären Komplikationen. Deshalb sollte, wenn ein operatives Vorgehen aufgrund von Verletzungen anderer Organsysteme geplant ist, die Stabilisierung der Frakturen in der gleichen Sitzung erfolgen. Vorausgegangene Studien haben gezeigt, dass nach unmittelbarer Frakturstabilisierung weniger Komplikationen als nach späterer Frakturversorgung auftraten [13].

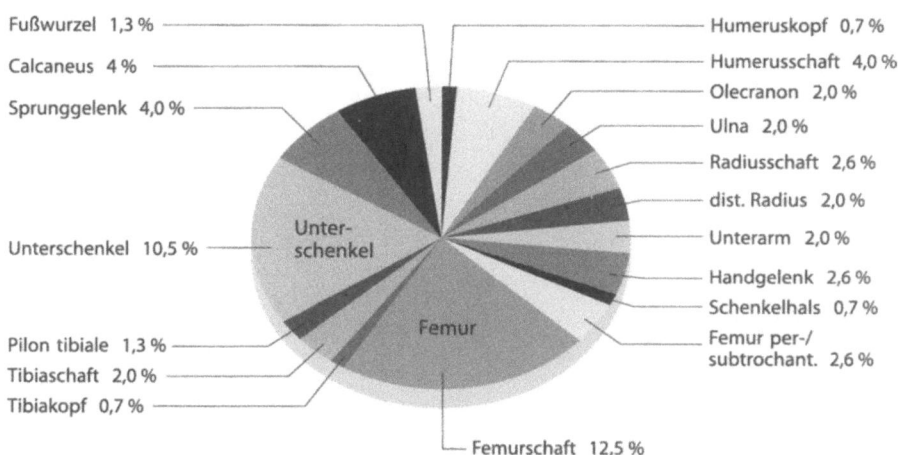

Abb. 4. Extremitätenfrakturen.

■ **Frakturen der unteren Extremitäten.** Betrachtet man die kindlichen Extremitätenverletzungen, so stellt man fest, dass Femurschaft- und Unterschenkelfrakturen deutlich dominieren. Daneben treten auch Sprunggelenks- und Fußverletzungen häufig auf. Gerade der Zeitpunkt und die Art der Behandlung der Femurfrakturen beeinflusst signifikant das Outcome der Patienten [1, 4]. Bei erwachsenen Patienten können pulmonale Komplikationen deutlich reduziert werden, wenn eine unmittelbare Stabilisierung der Femurfraktur erfolgt [8]. Die osteosynthetischen Versorgungsmöglichkeiten umfassen hierbei sowohl die intramedulläre Stabilisierung als auch die Versorgung mittels Fixateur externe und in Einzelfällen auch die plattenosteosynthetische Frakturversorgung. Neben dem Ziel der Frakturstabilisierung ist auch die Vereinfachung der Pflege des polytraumatisierten Kindes ein wichtiger Punkt, der bei der Auswahl des Stabilisierungsverfahrens mitberücksichtigt werden sollte.

Obwohl auch Tibia- und Unterschenkelfrakturen bei polytraumatisierten Kindern gehäuft auftreten, haben sie nicht die gleichen systemischen Auswirkungen wie die Femurfrakturen. Unterschenkelfrakturen sind meist Verletzungen, die durch große Krafteinwirkungen verursacht werden und daher häufig mit Weichteilverletzungen und Trümmerbrüchen einhergehen [7].

■ **Frakturen der oberen Extremität.** Betrachtet man unsere Untersuchungsergebnisse, die die obere Extremität betreffen, ergibt sich kein spezifisches Verletzungsmuster. Die Frakturen verteilen sich relativ gleichmäßig auf die einzelnen Knochenabschnitte. Sie haben wesentlich weniger systemischen Einfluss auf den Patienten als die Frakturen im Bereich der unteren Extremität.

Tabelle 4. Komplikationen

	n	%
Kinder mit Komplikationen	50	32,9
Pneumonie	13	8,6
ARDS	4	2,6
MOV	1	0,6
Infektion	21	13,8
Sepsis	2	1,3
Stoffwechsel	11	7,2
Nierenversagen	2	1,3
Leberversagen	1	0,6
Koagulopathie	7	4,6
Thrombose/Embolie	6	3,9
Hämorrhagischer Schock	3	2,0
Hirndruck	3	2,0
Blutung	1	0,6

Tabelle 5. Todesursachen

	n	%
Todesfälle	15	9,9
SHT	7	4,6
Hämorrhagischer Schock	2	1,3
Herz-/Kreislaufversagen	2	1,3
ARDS	1	0,6
MOV	1	0,6
Sepsis	1	0,6
Rauchgasintoxikation	1	0,6

■ Komplikationen und Todesursachen

Komplikationen verschiedenster Art sind bei 50 (=32,9%) der 152 untersuchten Kinder und Jugendlichen dokumentiert. Zu den am häufigsten aufgetretenen Komplikationen gehörten Infektionen (21 Kinder), Pneumonien (13 Kinder) und Stoffwechselentgleisungen (11 Kinder). Im Unterschied zum Erwachsenen waren diese Komplikationen jedoch zumeist reversibel (Tabelle 4).

Die Gesamtletalität in der von uns durchgeführten Studie beträgt 10% (15 Patienten). Die wesentlichen Todesursachen waren: SHT (7 Kinder), hämorrhagischer Schock und Herz-/Kreislaufversagen (4 Kinder). ARDS,

MOV, Sepsis und Rauchgasintoxikation traten nur in Einzelfällen auf (Tabelle 5). Todesfälle infolge MOV und ARDS traten zudem auch nur bei fast ausgewachsenen Jugendlichen auf. Damit nehmen diese inflammatorischen Systemkomplikationen nicht den gleichen Stellenwert wie beim Erwachsenen ein [22].

Zusammenfassung und Schlussfolgerung

Kinder verunfallen wie Erwachsene am häufigsten im Straßenverkehr. Im Gegensatz zum Erwachsenen ist der Schweregrad der Verletzungen von Kindern als Fußgänger oder Fahrradfahrer besonders hervorzuheben [24]. Die Letalität von Kindern im PKW ist zudem im Vergleich zum Erwachsenen deutlich erhöht [23]. Die notärztliche Primärversorgung unterscheidet sich nicht grundsätzlich von der von Erwachsenen, allerdings sollte bei Kindern aufgrund der anatomischen Besonderheiten der Atemwege die Indikation zur Intubation großzügig gestellt werden. Hierbei ist jedoch auch die Erfahrung und Ausbildungen des Notarztes von eminenter Bedeutung. Betrachtet man das Verletzungsmuster so dominierten in unserer retrospektiven Studie Schädelhirntraumata und Extremitätenfrakturen, hierunter insbesondere Femurschaftfrakturen. Das Outcome wird letztendlich aber in bis zu 90% der Fälle durch die Schwere des Schädelhirntraumas bestimmt.

Die primäre Therapie umfasst nach den allgemeinen Prinzipien der Traumaversorgung die Versorgung von Organverletzungen, die Entlastung von Raumforderungen sowie die Stabilisierung von Schaft- und offenen Frakturen [15]. Ziele der sich anschließenden intensivmedizinischen Therapie sind in erster Linie die zerebrale Perfusionsoptimierung (Hirndruckmonitoring), die Kreislaufstabilisierung sowie die Infektprävention, z.B. durch ein gestuftes operatives Versorgungskonzept.

Die Bedeutung inflammatorischer Systemkomplikationen unterscheidet sich beim Kind jedoch von den Reaktionen des Erwachsenen. Diese entzündlichen Systemkomplikationen stellen sich beim kindlichen Polytrauma im Wesentlichen als Pneumonien und Stoffwechselstörungen dar. Wenn auch in wenigen Fällen eine Sepsis oder ein Multiorganversagen auftritt, so sind diese Fälle im Vergleich zum Erwachsenen hingegen deutlich seltener und meist reversibel. Todesfälle infolge Multiorganversagen oder ARDS traten nur in Ausnahmefällen bei eher älteren Jugendlichen auf.

Diese inflammatorischen Komplikationen nehmen daher nicht den gleichen Stellenwert wie beim Erwachsenen ein. Das Organversagen scheint somit nicht prognoseentscheidend zu sein. Daher steht gerade beim kindlichen Polytrauma die Behandlung der einzelnen Verletzungskomponenten ganz im Vordergrund. Die primäre Diagnostik und Therapie entscheidet somit über die letztendliche Prognose des polytraumatisierten Kindes. Gerade dies verdeutlicht die Unerlässlichkeit einer von Anfang an eingespielten und abgestimmten interdisziplinären Behandlung beim kindlichen Polytrauma.

Literatur

1. Behrman SW, Fabien TC, Kudsk KA et al (1990) Improved outcome with femur fractures: Early versus delayed fixation. J Trauma 30:792-798
2. Berney J, Froideveaux AC, Favier J (1994) Pediatric head trauma: influence of age and sex. 11. Biochemical and anatomo-clinical correlations. Childs Nerv Syst 10:517-523
3. Bond SJ, Gotschall CS, Eichelberger MR (1991) Predictors of abdominal injury in chirldren with pelvic fracture. J Trauma 31:1169
4. Bone LB, Johnson KD, Weight T et al (1989) Early verus delayed stabilization of femur fractures. J Bone Joint Surg 71A:336-340
5. Civil JD, Schwab W (1988) The abbreviated injury scale, 1985 Revision: A condensed chart for clinical use 28:87-90
6. Elsasser-Beile U, Dursunoglu B et al (1995) Comparison of cytokine production in blood cell cultures of healthy children and adults. Pediatr Allergy Immunol 6(3):170-174
7. Hope PG, Cole WG (1992) Open fractures of the tibia in children. J Bone Joint Surg 74B:546-553
8. Johnson KD, Cadambi A, Seibert GB (1985) Incidence of ARDS in patients with multiple musculoskeletal injuries: Effect of early operative stabilization of fractures. J Trauma 25:375-383
9. Schrod L (1999) Besonderheiten in Diagnostik und Therapie des polytraumatisierten Kindes. AINS (Suppl 1) 34:S36-S40
10. Laer L von (1991) Frakturen und Luxationen im Wachstumsalter. Thieme, Stuttgart
11. Lang DA, Taesdale GM, Macphierson P, Lawrence A (1994) Diffuse brain swelling after head injury: more often malignant in adults than children? J Neurosurg 80:675-680
12. Lilic D, Cant AJ et al (1997) Cytokine production differs in children and adults. Pediatr Res 42(2):237-240
13. Loder RT (1987) Pediatric polytrauma: Orthopaedic care and hospital course. J Orthop Trauma 1:48-54
14. Magerl F, Brunner CH, Zöch K, Berreux D (1979) Frakturen und Luxationen der Wirbelsäule. In: Weber BG, Brunner Ch, Freuler F (Hrsg) Frakturbehandlung bei Kindern und Jugendlichen. Springer, Berlin Heidelberg New York, S 230
15. Marzi I, Mutschler W (1996) Operative Strategie in der Klinischen Versorgung des Polytraumas. Zentralbl Chir 121(11):950-962
16. Nayduch DA et al (1991) Comparison of the ability of adult and pediatric trauma scores to predict pediatric outcome following major trauma. J Trauma 31:452-458
17. Orliaguet G et al (1998) Predictive factors of outcome in severely traumatized children. Anesth Analg 87:537-542
18. Ott R, Krämer R et al (2000) Prognostic Value of trauma scores in pediatric patients with multiple injuries. J Trauma 49:729-736
19. Pennig D, Brug E, Klein W (1987) Wirbelsäulen- und Begleitverletzungen bei Polytraumatisierten im Wachstumsalter. Unfallchirurg 90:518-522
20. Quinby WC (1966) Fractures of the pelvis and associated injuries in children. J Pediatr Surg 1:353

21. Reichard SA, Helikson MA, Shorter N, White RI et al (1980) Pelvic fractures in children – Review of 120 patients with a new look at general management. J Pediatr Surg 15:727
22. Reichmann I, Aufmkolk M, Neudeck F, Bardenheuer M, Schmit-Neuerburg KP, Obertacke U (1998) Vergleich schwerer Mehrfachverletzungen im Kindes- und Erwachsenenalter. Unfallchirurg 101:919–927
23. Remmers D, Regel G, Neumann C, Pape HC, Post-Stanke A, Tscherne H (1998) Das polytraumatisierte Kind. Ein retrospektiver Vergleich zwischen polytraumatisierten Kindern, Jugendlichen und Erwachsenen. Unfallchirurg 101:919–962
24. Richter M, Otte D, Pape HC, Glueer S, Koenemann B, Tscherne H (2001) Problematik der Verletzungen von Kindern und Jugendlichen im Straßenverkehr. Unfallchirurg 104:733–741
25. Rieger H, Neumann HS, Klein W, Winde G (1996) Bauchtrauma und Beckenverletzung im Wachstumsalter. Chirurg 67:261–267
26. Ruckstuhl J, Jani L (1980) Wirbelfrakturen bei Kindern und Jugendlichen. Orthopädie 9:69
27. Sanchez JI, Paidas CN (1999) Childhood Trauma. Now and in the new millennium. Trauma Care in the New Millennium, Vol 79, Number 6
28. Schrod L (1999) Besonderheiten in Diagnostik und Therapie des polytraumatisierten Kindes. AINS (Suppl 1) 34:S36–S40
29. Sharples PM, Storey A, Aynsley-Green et al (1990) Avoidable factors contributing to death of children with head injury. BMJ 38:89–93
30. Tobias JD, Rasmussen GE, Yaster M (1996) Multiple trauma in the pediatric patient. In: Rogers M (ed) Textbook of pediatric intensive care. Williams, p 1504
31. Torode I, Zierg D (1985) Pelvic fractures in children. J Pediatr Orthop 5:76

2 Phasengerechte Versorgung des kindlichen Polytraumas

J. Windolf, J. M. Rueger

■ Einleitung

Der Unfalltod ist vor den Infektionskrankheiten und Krebs die häufigste Todesursache von Kindern zwischen 1 und 15 Jahren [10, 12, 24]. Nach Angaben des Statistischen Bundesamtes kommt es in Deutschland jährlich zu etwa 2 Mio. Unfällen von Kindern, 23 600 Kinder werden nach einem Unfall stationär behandelt und etwa 650 Unfälle enden tödlich [20]. In der täglichen Praxis des einzelnen Notarztes bzw. der Notaufnahme des einzelnen Krankenhauses sind schwerstverletzte kindliche Patienten jedoch insgesamt selten. Die phasengerechte Versorgung eines polytraumatisierten Kindes stellt somit eine besondere diagnostische und therapeutische Herausforderung dar. Im Mittelpunkt stehen das unmittelbare Erfassen des Verletzungsausmaßes und eine unverzüglich einsetzende integrierte und gut gestaffelte Behandlung. Im Wesentlichen kann sich das Vorgehen an den Algorithmen für die Versorgung erwachsener Patienten orientieren. Die kindliche Physiologie bedingt allerdings einige Besonderheiten, die eine entsprechende Anpassung des Behandlungsplanes erforderlich machen können [10, 17, 18].

■ Zeitphasen und operative Dringlichkeitsstufen

Ein zeitgemäßes Polytraumamanagement wird heute als eine interdisziplinäre Herausforderung betrachtet [7, 8, 22]. Nur ein kooperatives Zusammenwirken aller an der Versorgung beteiligter Fachdisziplinen und Berufsgruppen gewährleistet eine angemessene Behandlung der lebensgefährlich verletzten Patienten. Allgemein anerkannt sind dabei die folgenden Behandlungsphasen [8, 11, 19, 23]:
- Akut-/Reanimationsphase (1.–3. Stunde)
- Primärphase   (3.–72. Stunde)
- Sekundärphase   (3.–10. Tag)
- Tertiärphase   (ab dem 10. Tag)

Darüber hinaus werden die innerhalb der ersten Stunde erforderlichen Maßnahmen in 4 Behandlungsphasen untergliedert:
- Phase ALPHA   Lebensrettende Sofortmaßnahmen der 1. Minute
- Phase BRAVO   Dringliche Sofortmaßnahmen der ersten 5 Minuten
- Phase CHARLIE Dringliche obligate Maßnahmen der ersten 30 Minuten
- Phase DELTA   Komplettierung der Diagnostik in den ersten 60 Minuten

Die Akut- bzw. Reanimationsphase beginnt am Unfallort mit der präklinischen Versorgung und setzt sich in der Klinik mit der Schockraumversorgung sowie ggf. ersten lebensrettenden Sofortoperationen fort. Ziel ist zunächst die Bekämpfung des hämorrhagisch-traumatischen Schocks. Hierzu muss neben der Sicherung bzw. Wiederherstellung der Vitalfunktionen unverzüglich das Ausmaß der Verletzung erfasst und ein Behandlungsplan im Sinne einer Prioritätenliste festgelegt werden. Neben den zur Schockbehandlung erforderlichen Maßnahmen besitzt dabei die Diagnostik und Therapie eines etwaigen Schädel-Hirn-Traumas oberste Priorität. Die in diesem Behandlungsplan festgelegte Primärversorgung sollte innerhalb der Primärphase, also spätestens bis zur 72. Stunde, abgeschlossen sein. Die postoperative Behandlung der zunächst sedierten und beatmeten Patienten erfolgt auf der Kinderintensivstation. Diese unter Umständen Tage bis Wochen andauernde Sekundär- bzw. Tertiärphase dient in besonderem Maße der Kontrolle einer etwaigen zerebralen Perfusionsstörung sowie der Prophylaxe, frühzeitigen Erkennung und sachgerechten Behandlung von Infektionen oder Stoffwechselstörungen.

Den einzelnen Behandlungsphasen lassen sich somit wie bei der Erwachsenenversorgung drei operative Dringlichkeitsstufen zuordnen (Abb. 1). In der ersten operativen Phase sollten binnen Minuten erforderliche lebensrettende Sofortoperationen zur (meist intraabdominellen) Blutstillung oder zur intrazerebralen Hämatomentlastung erfolgen. Sie beschreibt somit Eingriffe mit oberster Priorität, die bereits im Verlauf der Akut- bzw. Reanimationsphase ausgeführt werden müssen. Die zweite ope-

Zeitphasen	Operative Dringlichkeitsstufen
Akut-/Reanimationsphase	Erste operative Phase (binnen Minuten)
Primärphase	Zweite operative Phase (24-48 Stunden) *„Day One Surgery"*
Sekundärphase Tertiärphase	Dritte operative Phase (Tage bis Wochen)

Abb. 1. Zuordnung der operativen Dringlichkeitsstufen zu den einzelnen Zeitphasen des Polytraumamanagementes.

rative Phase beinhaltet alle Eingriffe zur konsequenten chirurgischen Frühversorgung im Sinne der „Day-One-Surgery" bestehend aus der Fortführung der initialen Schockbekämpfung mit Blutstillung und Versorgung defekter Hohlorgane, primärer Stabilisierung stammnaher Frakturen, radikalem Debridement von totem Gewebe sowie Dekompression von unter Druck stehenden Muskellogen und sollte im Verlauf der Primärphase erfolgen. In die dritte operative Dringlichkeitsstufe gehören schließlich alle Eingriffe, die zur definitiven Versorgung im weiteren Verlauf der Sekundär- und Tertiärphase erforderlich sind (Revisionseingriffe, Verfahrenswechsel, plastische Deckungen etc.). Diese Behandlungsphasen sind Gegenstand der nachfolgenden Kapitel dieses Buches und sollen daher im vorliegenden Beitrag nicht weiter ausgeführt werden.

Präklinische Versorgung

Die präklinische Versorgung umfasst Bergung, Erstversorgung und Transport des Patienten in eine geeignete Klinik. In der internationalen Literatur wird der Umfang der präklinischen Versorgung kontrovers diskutiert [4, 6, 17]. Dem Konzept der möglichst umfassenden Stabilisierung des Patienten vor Ort („Stay and treat") wird die Verkürzung des präklinischen Intervalls durch einen möglichst raschen Transport in die Klinik („Load and go") gegenübergestellt. Für die Versorgung eines kindlichen Polytraumas sollten vor diesem Hintergrund die besonderen physiologischen Bedingungen bedacht werden. Die kindliche Konstitution bedingt im Vergleich zum Erwachsenen eine relativ größere Körperoberfläche und einen relativ großen Kopf bei insgesamt geringerem Blutvolumen mit höherer Ruhefrequenz und einem schlechteren Schutz der intraabdominellen Organe vor einer mechanischen Gewalteinwirkung. Dies erklärt die frühe Hypothermie, die häufige Obstruktion der Atemwege, die rasche Dekompensation des Kreislaufes nach initial maximaler Vasokonstriktion und die hohe Rate an Schädel-Hirn- sowie intraabdominellen Verletzungen beim kindlichen Polytrauma [13, 15, 17]. Aus dieser Betrachtung ergibt sich neben der Indikation zur sofortigen Volumentherapie sowohl eine Indikation zur frühzeitigen Intubation (also „Stay and treat") als auch eine Indikation zur möglichst frühzeitigen operativen Behandlung intrazerebraler Blutungen oder innerer Blutverluste (also „Load and go"). Nach einer Untersuchung von Schmidt et al. führen die Anlage von mehreren i.v. Zugängen und die endotracheale Intubation bei der präklinischen Versorgung polytraumatisierter Kinder zu einer Verlängerung der Verweildauer am Unfallort von im Mittel 19 Minuten [17]. Im Einzelfall wird es somit immer auch auf die Erfahrung und Qualifikation des jeweiligen Notarztes ankommen, welche der beiden Versorgungsstrategien er einschlagen wird. Eine Verlängerung der Verweildauer am Unfallort durch fehlgeschlagen Punktionen oder frustrane Intubationsversuche muss unbedingt vermieden werden. Unseres Erachtens ist es vor diesem Hintergrund unerheblich, aus welcher Berufsgruppe der jeweilige Notarzt stammt (Anästhesie, Pädiatrie oder Chirurgie). Es kommt vielmehr darauf an, dass er durch regelmäßige Fort- und Weiterbildungsmaßnahmen seine theoretischen und praktischen Fähigkeiten in der Behandlung verletzter Kinder entsprechend trainiert [10]. Allein der Erwerb des Fachkundenachweis Rettungsdienst reicht hier sicherlich noch nicht aus. Vor diesem Hintergrund muss auch die Frage diskutiert werden, in welche Klinik ein polytraumatisiertes Kind transportiert werden sollte. Im Falle einer instabilen Kreislaufsituation sollte dies zur schnellstmöglichen Versorgung lebensbedrohlicher Blutungen sicherlich die nächste erreichbare chirurgische Klinik sein. Ansonsten ist der Transport bzw. ggf. die Weiterverlegung in ein Haus der höchsten Versorgungsstufe mit einer entsprechend ausgerüsteten Kinderintensivstation anzustreben. Eine flächendeckende Versorgung mit speziellen Kindertraumazentren ist allerdings angesichts der aktuellen Entwicklungen im Gesundheitswesen in absehbarer Zeit sicher nicht realisierbar.

∎ Schockraummanagement

In Analogie zum Algorithmus für das Schockraummanagement beim Erwachsenen hat sich auch bei der Versorgung des kindlichen Polytraumas das Vorgehen nach den 4 Behandlungsphasen Alpha, Bravo, Charlie und Delta bewährt [8].

Als Phase ALPHA wird die Ausgangssituation in der ersten Minute der Behandlung bezeichnet. Sie dient der klinischen Erhebung der Vitalparameter und zeigt an, ob es sich um einen stabilen, instabilen, dekompensierten oder gar präfinalen Patienten handelt. Entsprechend müssen ggf. bereits in dieser Phase Reanimation, Intubation Thoraxdrainage und Kompression von Blutungen eingeleitet werden. Phase BRAVO dauert bis zur 5. Minute und komplettiert das Monitoring des Patienten. Sofern nicht bereits an der Unfallstelle geschehen werden nach HWS-Immobilisation und Entkleidung des Patienten entsprechende Zugänge für eine adäquate Volumenersatztherapie gelegt und diese mit kristallinen und kolloidalen Lösungen begonnen bzw. fortgesetzt. Phase CHARLIE sollte längstens bis zur 30. Minute dauern und umfasst die Basisdiagnostik, die eine Entscheidung über eine lebensrettende Sofortoperation erlaubt. Die Basisdiagnostik besteht aus der körperlichen Untersuchung und der Sonographie des Abdomens, einer Röngenübersichtsaufnahme des Thorax und der HWS sowie der Blutentnahme zur notfallmäßigen Labordiagnostik. Gegebenenfalls wird nun die Schockraumdiagnostik unterbrochen und der Patient schnellstmöglicht der entsprechenden Operation zugeführt. Ist eine Sofortoperation nicht erforderlich sollte schließlich in Phase DELTA noch vor Ablauf der ersten Stunde die Komplettdiagnostik des verletzten Kindes abgeschlossen sein, d.h. alle akut oder verzögert lebens-, organ- oder gliedma-

```
A lpha     Vitalparameter
B ravo     Monitoring
C harlie   Basisdiagnostik

       Sofortoperation?

D elta     Komplettdiagnostik
-----------------------------------
   Definitiver Behandlungsplan
```

Abb. 2. Behandlungsphasen der Schockraumdiagnostik. Ist eine Sofortoperation nicht erforderlich sollte noch vor Ablauf der ersten Stunde die Komplettdiagnostik des verletzten Kindes abgeschlossen und ein definitiver Behandlungsplan aufgestellt sein.

ßenbedrohenden Verletzungen sind diagnostiziert (Abb. 2). Um den reibungslosen Ablauf der 4 Behandlungsphasen zu gewährleisten sollte das polytraumatisierte Kind bei Eintreffen in der Klinik von einem möglichst eingespielten Trauma-Team im Schockraum empfangen werden. Das Team ist wenn möglich bereits während der präklinischen Versorgung durch die Rettungsleitstelle zu alarmieren und besteht neben dem koordinierenden unfallchirurgischen Oberarzt aus einem Anästhesisten, einem Pädiater, einem Neurochirurgen, einem Radiologen, einer chirurgischen und einer anästhesiologischen Pflegekraft sowie mindestens einer MTRA [7, 8, 22]. In Abhängigkeit vom Verletzungsmuster müssen im Verlauf der Phasen Charlie und Delta Kollegen weiterer Fachdisziplinen hinzugezogen werden. Dem Anästhesisten obliegt die Koordination von Beatmung, Monitoring, Volumenersatztherapie und Blutentnahmen für die Akutlabordiagnostik und Bereitstellung von Blutkonserven, während der Unfallchirurg parallel hierzu unter Berücksichtigung der Anamnese die körperliche Untersuchung sowie eventuell erforderliche erste chirurgische Sofortmaßnahmen (z.B. Thoraxdrainagen, Blutstillung, Repositionen etc.) durchführt. In Abhängigkeit vom Gesamtzustand des Patienten legt er dabei Art und Umfang der bildgebenden Akutdiagnostik fest und stellt die Prioritätenliste für die weitere Behandlungsabfolge auf.

In Abhängigkeit von der apparativen Ausstattung der aufnehmenden Klinik sollten die verschiedenen bildgebenden Verfahren im Rahmen der Schockraumdiagnostik so eingesetzt werden, dass sich im Einzelfall die höchste Aussagekraft bei kleinstmöglichem Zeitaufwand und möglichst minimierter Strahlenbelastung ergibt. Die abdominelle Sonographie ist bei allen polytraumatisierten Kindern zu Beginn der Phase Charlie obligat. Ebenso ist bei primär bewußtlosen Kindern oder bei klinischem Verdacht auf eine intrazerebrale Verletzung in jedem Fall schnellstmöglich ein cranielles Computertomogamm anzufertigen. Im eigenen Vorgehen hat sich für die bildgebende Akutdiagnostik die folgende Reihenfolge bewährt (Abb. 3): Bei bewusstseinklaren Kindern und bekanntem Unfallmechanis-

Bewusstseinsklares Kind, Kreislaufstabilität

(Abdominalsonographie)
Gezielter Einsatz der konventionellen Röntgendiagnostik

Bewusstloses Kind, Kreislaufinstabilität

Abdominalsonographie
Mehrzeilen-Spiral-CT (MRT?)
oder
Konventionelle Röntgendiagnostik des Achsenskelettes

Abb. 3. Bildgebende Diagnostik in der Schockraumphase.

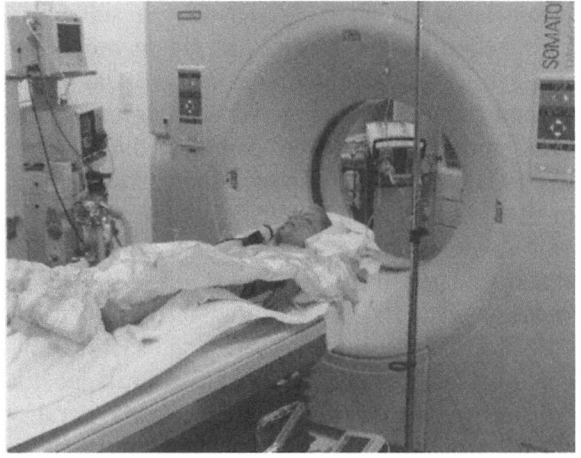

Abb. 4. MSCT zur Diagnostik eines 7-jährigen Jungen nach Einklemmung unter einem Garagentor.

mus folgt der Abdominalsonographie der gezielte Einsatz der konventionellen Röntgendiagnostik. Ist das Kind bewusstlos und/oder der Unfallmechanismus unbekannt schließt sich an die Abdominalsonographie ein Mehrzeilen-Spiral-CT (MSCT) an. Dieses Vorgehen bietet gegenüber der alleinigen CCT und der anschließenden Diagnostik des Achsenskelettes mittels konventionellen Röntgenaufnahmen einen erheblichen Zeitvorteil bei höherer Aussagekraft, allerdings auch eine deutlich höhere Strahlenbelastung [3, 5, 16]. Dennoch sollte unseres Erachtens die Indikation zur MSCT beim kindlichen Polytrauma insbesondere beim schweren Rumpftrauma, nach Einklemmung, Überrolltrauma oder Unfällen mit Toten an der Unfallstelle großzügig gestellt werden. Abbildung 4 zeigt einen 7-jährigen Jungen, der unter einem automatischen Garagentor eingeklemmt war. Bei Eintreffen des Notarztes war das Kind bewusstlos und bradycard. An der Unfallstelle erfolgten die Intubation und die Anlage zweier Braunülen. Binnen 18 Minuten nach Eintreffen in die Klinik war die Akutdiagnostik mittels MSCT abgeschlossen und das Kind zur Einlage einer Hirndrucksonde unterwegs in den Operationssaal. Angesichts der in den letzten Jahren rasanten technischen Weiterentwicklung der Kernspintomographie bleibt es eine Frage der Zeit, wann dieses strahlenfreie Verfahren alternativ zur CT in die Schockraumdiagnostik einbezogen werden kann. Bei kreislaufstabilen Kindern nutzen wir bereits heute die MRT zur Diagnostik von Wirbelsäulen und Beckenverletzungen.

Zusammenfassung und Ausblick

Akutes Verbluten und zerebrale Einklemmung gelten als Haupttodesursachen beim kindlichen Polytrauma [9, 13, 14]. Das beim Erwachsenen als Endzustand eines posttraumatischen Immunversagens gefürchtete Multiorganversagen tritt bei Kindern faktisch nicht auf [1, 12]. Dennoch konzentriert sich die phasengerechte Versorgung schwerstverletzter Kinder initial auf die gleichen Ziele wie die Versorgung erwachsener Patienten, nämlich auf die schnellstmögliche Beseitigung des hämorrhagisch-traumatischen Schocks. Darüber hinaus müssen die bei Kindern häufiger auftretenden Schädel-Hirn-Verletzungen frühzeitig diagnostiziert und ggf. entlastet werden. An der Unfallstelle sollte im Zweifelsfall eher nach der Maxime „Load and go" vorgegangen werden, um unnötige Zeitverluste zu vermeiden. Analog zu den Strategien der ATLS- und SPLS-Kurse [2, 21] ist die stete Weiterbildung und Qualifikation der im Rettungsdienst tätigen Ärzte und Assistenten wünschenswert, da die Erstversorgung eines polytraumatisierten Kindes nicht allein bedeutet, die aus der Erwachsenenversorgung gewohnten Handgriffe und Entscheidungen auf kleinere anatomische Verhältnisse zu übertragen. Die theoretisch wünschenswerte flächendeckende Einrichtung von Kindertraumazentren ist nicht nur in Deutschland nicht finanzierbar. Dennoch sollten polytraumatisierte Kinder wenn irgend möglich in ein Haus der höchsten Versorgungsstufe transportiert werden. Die phasengerechte Versorgung lehnt sich hier an die Versorgungsstrategien bei erwachsenen Patienten an. Kreislaufinstabile Kinder profitieren unseres Erachtens dabei insbesondere von dem zeitsparenden Einsatz des Mehrzeilen-Spiral-CT, während bei kreislaufstabilen Kindern z. B. Wirbelsäulen- oder Beckenverletzungen bereits heute im MRT diagnostiziert werden können.

Abschließend soll noch einmal die zentrale Bedeutung eines gut eingespielten interdisziplinären Schockraumteams hervorgehoben werden. Die optimale logistische Ausstattung einer Klinik allein garantiert noch keine gute Patientenversorgung, wenn bereits im Schockraum wertvolle Zeit durch überflüssiges Kompetenzgerangel oder gar ungezielten Aktivismus vergeudet wird. Die Versorgung polytraumatisierter Kinder ist immer eine interdisziplinäre Aufgabe und kann nicht von einer Fachdisziplin alleine ausgeführt werden. Die Aufgabe des Unfallchirurgen ist es dabei, die einzelnen Phasen des Polytraumamanagements zu koordinieren. Im steten Austausch mit allen an der Erstversorgung beteiligten Fachkollegen ist er der letztlich verantwortliche Entscheidungsträger bei der phasengerechten Versorgung des kindlichen Polytraumas.

■ Literatur

1. Calkins CM, Bensard DD, Moore EE, McIntyre RC, Silliman CC, Biffl W, Harken AH, Partrick DA, Offner PJ (2002) The injured child is resistant to multiple organ failure: a different inflammatory response? J Trauma 53:1058–1063
2. Collicott PE (1979) Advanced Trauma Life Support course, an improvement in rural trauma care. Nebr Med J 64:279–280
3. Klöppel R, Schreiter D, Dietrich J, Josten C, Kahn T (2002) Frühes klinisches Management nach Polytrauma mit 1- und 4-Schicht-Spiral-CT. Radiologe 42:541–546
4. Liberman M, Mulder D, Sampalis J (2000) Advanced or basic life support for trauma: meta-analysis and critical review of the literature. J Trauma 49:584–599
5. Linsenmaier U, Krotz M, Hauser H, Rock C, Rieger J, Bohndorf K, Pfeifer KJ, Reiser M (2002) Whole-body computed tomography in polytrauma: techniques and management. Eur Radiol 12:1728–1740
6. Moulton S (2000) Early managemnet of the child with multiple injuries. Clin Orthop 376:6–14
7. Mutschler W, Kanz KG (2002) Interdisziplinäre Schockraumversorgung: Die Aufgabe der Radiologie aus unfallchirurgischer Sicht. Radiologe 42:506–514
8. Nast Kolb D, Waydhas C, Kanz KG, Schweiberer L (1994) Algorithmus für das Schockraummanagement beim Polytrauma. Unfallchirurg 97:292–302
9. Navascues del Rio JA, Sotelo Martin J, Cerda Berrocal J, Barrientos Fernandez G, Sanchez Martin R, Romero Rodriguez R, Molina Hernando E, de Tomas Palacios E, de Agustin Asensio JC, Luque Mialdea R, Aguilar Tremoya F, Vazquez Estevez J (1998) Pediatric trauma registry: analysis of 1200 cases. Cir Pediatr 11:151–160
10. O'Neill JA (2000) Advances in the management of pediatric trauma. Am J Surg 180:365–369
11. Pannike A, Siebert H, Kron H, Weidner R (1981) Behandlungsgrundsätze und Prioritäten des Polytraumas in der Unfallchirurgie. Unfallchirurgie 7:76–85
12. Reichmann I, Aufmkolk M, Neudeck F, Bardenheuer M, Schmit-Neuerburg KP, Obertacke U (1998) Vergleich schwerer Mehrfachverletzungen im Kindes- und Erwachsenenalter. Unfallchirurg 101:919–927
13. Remmers D, Regel G, Neumann C, Pape HC, Post-Stanke A, Tscherne H (1998) Das polytraumatisierte Kind. Ein retrospektiver Vergleich zwischen polytraumatisierten Kindern, Jugendlichen und Erwachsenen. Unfallchirurg 101:388–394
14. Richter M, Otte D, Pape HC, Glueer S, Koenemann B, Tscherne H (2001) Problematik der Verletzungen von Kindern und Jugendlichen im Straßenverkehr. Unfallchirurg 104:733–741

15. Rieger H, Neumann HS, Klein W, Winde G (1996) Bauchtrauma und Beckenverletzung im Wachstumsalter. Chirurg 67:261–267
16. Ruchholtz S, Waydhas C, Schroeder T, Piepenbrink K, Kuhl H, Nast-Kolb D (2002) Stellenwert der Computertomographie in der frühen klinischen Behandlung schwer verletzter Patienten. Chirurg 73:1005–1012
17. Schmidt U, Geerling J, Fühler M, Hubrich V, Richter M, Krettek C (2002) Die präklinische Versorgung des pädatrischen Traumapatienten. Unfallchirurg 105:1000–1006
18. Schrod L (1999) Besonderheiten in Diagnostik und Therapie des polytraumatisierten Kindes. Anasthesiol Intensivmed Notfallmed Schmerzther 34 (Suppl I): 36–40
19. Schweiberer L, Nast Kolb D, Duswald KH, Waydhas C, Müller K (1987) Das Polytrauma – Behandlung nach dem diagnostischen und therapeutischen Stufenplan. Unfallchirurg 90:529–538
20. Statistisches Bundesamt (1999) (Hrsg) Gesundheitswesen. Reihe 4: Todesursachen in Deutschland. Verlag Metzler-Poeschel, Wiesbaden
21. Sturm JA, Lackner CK, Bouillon B, Seekamp A, Mutschler WE (2002) "Advanced Trauma Life Support" (ATLS) und "Systematic Prehospital Life Support" (SPLS). Unfallchirurg 105:1027–1032
22. Trentz O, Stocker R (1995) Klinische Versorgung des Polytraumatisierten. In: Rüter A, Trentz O, Wagner M (Hrsg) Unfallchirurgie, S 237–254. Urban & Schwarzenberg
23. Tscherne H, Nerlich ML, Sturm JA (1988) Der schwerverletzte Patient – Prioritäten und Management. Hefte zur Unfallheilkunde 200:394–410
24. von Nicolai D (2002) Unfälle im Kleinkindesalter. Auswertung einer Befragung anlässlich der Einschulungsuntersuchung 2000 im Landkreis Biberach an der Riss. Gesundheitswesen 64:113–119

3 Frühoperationen der ersten 24 Stunden

D. Nast-Kolb, B. Husain, S. Ruchholtz

Während im deutschsprachigen Raum mit einer Vielzahl von Publikationen das primäre operative Vorgehen beim polytraumatisierten Erwachsenen diskutiert wird, sind uns dazu aus unserem Sprachraum keine vergleichbaren Veröffentlichen zur Behandlung des schweren kindlichen Traumas bekannt.

Mit dem in Deutschland flächendeckend etablierten Notarztsystem kommt der präklinischen Behandlung mit großzügiger Indikation zur Intubation und forcierten Volumentherapie eine große Bedeutung zu. Während diese Maßnahmen im angloamerikanischen Schrifttum seit Jahren kontrovers diskutiert werden [16] zeigen neuere Analysen aus dem Traumaregister der Deutschen Gesellschaft für Unfallchirurgie [34], dass auch diese kritisch hinterfragt und exakt definierten Befunden vorbehalten bleiben sollten.

Als wichtigste prognostische Maßnahme muss weiterhin der schnellstmögliche Transport in eine für die Schwerverletztenversorgung geeignete Klinik angesehen werden.

Dies gilt insbesondere für das kindliche Trauma. Obwohl die verletzungsbedingten primären pathophysiologischen und immunologischen Reaktionen beim Erwachsenen und Kind prinzipiell gleichartig verlaufen, sind die Unterschiede umso größer, je jünger das Kind ist [29]. Auf der einen Seite verfügt der kindliche Organismus über sehr schnelle und potente Kompensationsmechanismen, auf der anderen Seite sind diese mit darauf folgenden metabolischen Veränderungen sehr viel schneller erschöpft [23, 29]. Aus diesem Grund kommt dem primären Trauma-Management der ersten 24 Stunden gerade in dieser Altersgruppe eine noch größere Bedeutung zu.

Seit den Veröffentlichungen von Schweiberer [37] und Tscherne [43] aus den 70er Jahren wird in Zentraleuropa allgemein ein abgestuftes Behandlungsvorgehen akzeptiert, bei dem sich intensivmedizinische und operative Phasen abwechseln (Tabelle 1). Dabei wurde zunächst empirisch zwischen „lebensrettenden Sofortoperationen" der ersten Minuten, „lebens- und organerhaltenden Operationen" der ersten Stunden sowie „wiederherstellenden Operationen" innerhalb von Tagen bis Wochen unterschieden. Zwischenzeitlich konnte dieses Vorgehen auch wissenschaftlich belegt werden.

Tabelle 1. Diagnostischer und therapeutischer Stufenplan

Stufe 1	Lebensrettende Sofortmaßnahmen
Stufe 1a	Lebensrettende Sofortoperationen
Stufe 2	Stabilisierungsphase, Diagnostikphase I
Stufe 3	Lebens- und organerhaltende Frühoperationen
Stufe 4	Intensivmedizin, Diagnostikphase II
Stufe 5	Funktionserhaltende und wiederherstellende Spätoperationen

So konnte aufgezeigt werden, dass jeder operative Eingriff ein additives Trauma entsprechend dem primären traumatisch-hämorrhagischen Schockgeschehen darstellt [25]. Außerdem konnte nachgewiesen werden, dass die Letalität in Abhängigkeit von der primären Operationsdauer signifikant zunimmt [30]. In den letzten Jahren wird nun auch dieses Vorgehen im angloamerikanischen Schrifttum im Sinne des „damage control" – Konzeptes propagiert [36].

Die Behandlung des Schwerverletzten beginnt mit der Reanimationsphase bereits am Unfallort mit der Sicherung und Wiederherstellung der Vitalfunktionen. Diese sollte bei Klinikaufnahme nahtlos übergehen in ein modernes Schockraum-Management mit einem exakt standardisierten Nebeneinander von therapeutischen und diagnostischen Maßnahmen. Dabei gilt es, sofort alle akut und verzögert lebensbedrohlichen sowie im weiteren Verlauf möglichst alle bedrohlichen Verletzungen zu erkennen, um daraufhin prioritätenorientiert das anschließende operative und diagnostische Vorgehen festzulegen [27].

Einer außerordentlichen Bedeutung kommt dabei der primären körperlichen Untersuchung zu, um bei erkennbaren äußeren schweren Blutungen, aufgetriebenem Abdomen sowie instabilem Thorax und Becken an die Möglichkeit einer Massenblutung zu denken und eine sofortige Blutsubstitution einzuleiten. Bei anhaltender Kreislaufinstabilität besteht die Indikation zur sofortigen lebensrettenden operativen Intervention. Bei stabilen Kreislaufverhältnissen sollten innerhalb der ersten Stunde möglichst sämtliche Verletzungen diagnostiziert werden. Dabei gilt es zunächst vor allem diejenigen zu erkennen, welche unbehandelt im frühen oder späteren Verlauf das Leben, Organfunktionen oder Extremitäten bedrohen. Sie stellen die Indikationen für die so genannten „Lebens- und organerhaltenen Frühoperationen" dar welche möglichst innerhalb 6, auf jeden Fall aber innerhalb der ersten 24 Stunden durchgeführt werden müssen. Davon abzugrenzen sind alle weiteren Läsionen, welche mit aufgeschobener Priorität sekundär nach intensivmedizinischer Wiederherstellung aller Organsysteme definitiv operativ versorgt oder aber auch konservativ ausbehandelt werden können. Diese sekundären Therapiemaßnahmen sind nicht Gegenstand dieses Kapitels.

Lebensrettende Sofortoperationen

Ziel dieser so genannten „Lebensrettenden Sofortoperationen" ist es, bei instabilem Kreislauf, sozusagen als „ultimo ratio"-Therapie ohne weitere Diagnostik das Verbluten zu verhindern. Sie sollten unverzüglich, d. h. in der ersten Stunde nach Trauma beginnen und müssen deshalb häufig ohne jegliche weiterer Verzögerung „semisteril" im Schockraum erfolgen.

Aus den o.g. Gründen haben diese Notoperationen gerade auch bei Kindern in diesen Situationen eine ganz besondere Bedeutung [28]. Das operative Vorgehen entspricht dabei in der Regel dem bei Erwachsenen. Neben der direkten Versorgung verletzter großer Gefäße hat in dieser Situation die Kompressionstamponade mittels Packing einen außerordentlichen Stellenwert. Dies gilt sowohl für die Leber, welche dabei aus ihrer ligamentären Aufhängung mobilisiert werden muss, als auch für alle übrigen intraperitonealen sowie retroperitonealen Blutungslokalisationen. Während beim Erwachsenen bei schweren hilären Milzblutungen die Splenektomie weiterhin die Therapie der Wahl darstellt, sollte bei Kindern auch in diesen Situationen ein Milzerhalt durch „Packing" [5] oder „Mesh-wrapping" [33] zumindest versucht werden.

Bei thorakalen Massenblutungen lassen sich unstillbare Parenchymblutungen mit Verletzung zentraler Gefäße oft nur durch mehr oder weniger ausgedehnte Resektionen beherrschen, hier gibt es bei Kindern meist keine Alternativen.

Dasselbe gilt auch für instabile Beckenverletzungen, welche auch bei Kindern nicht selten alleine oder additiv schwerste Massenblutungen bedingen können. Hier stellt die notfallmäßige Stabilisierung des dorsalen Beckenringes mittels Fixateur externe im Einzelfall die lebensrettende Maßnahme dar (siehe Abb. 2). Die beim Erwachsenen alternativ verwendeten Beckenzwingen kommen für das wachsende Skelett nicht in Frage, da sie hierfür in der Regel zu groß dimensioniert sind.

Lebens- und organerhaltende Frühoperationen

Nach der dargestellten akut lebensbedrohlichen Massenblutung gilt es parallel die Versorgungsprioritäten der 4 Körperregionen Schädel, Thorax, Abdomen und Bewegungsapparat standardisiert zu untersuchen und prioritätenorientiert, ggf. gleichzeitig mit 2 Teams, die erforderlichen Frühoperationen einzuleiten [27]. Im Folgenden werden die Indikationen und die entsprechenden operativen Maßnahmen für die 4 Regionen dargestellt, ohne dass aus der Reihenfolge die individuelle Priorität der Einzelmaßnahmen abgeleitet werden kann.

Region Schädel

An erster Stelle steht das schwere Schädel-Hirn-Trauma (SHT), welches, wie auch beim Erwachsenen die Haupttodesursache, nach stumpfen Verletzungen darstellt. Dabei versterben in unserer Krankengut die Hälfte der Patienten innerhalb der ersten 24 Stunden, der Rest innerhalb Wochenfrist.

Die Behandlung des kindlichen SHT geschieht nach denselben Grundsätzen wie beim Erwachsenen. An erster Stelle steht die Vermeidung der sekundären Schädigungsmechanismen, bedingt durch Hypotonie und Hypoxie, mit der Indikation zur Frühintubation und adäquaten Volumentherapie. Bei raumfordernden blutungsbedingten intrakraniellen Druckerhöhungen kommt der schnellen operativen Entlastung die entscheidende Bedeutung zu. Dazu sollte jedoch primär immer eine CT-Diagnostik durchgeführt werden. Soloniuk et al. [38] haben aufgezeigt, dass eine sofortige notfallmäßige Kraniotomie innerhalb der ersten Stunde keinen Einfluss auf die Prognose hat im Vergleich zu Patienten mit vorher durchgeführter computertomographischer Diagnostik. Es konnte jedoch sowohl für das epidurale, als auch für das subdurale Hämatom nachgewiesen werden, dass ab der dritten Stunde nach Trauma mit einer signifikanten Verschlechterung des Behandlungsergebnisses gerechnet werden muss [34]. Aus den Daten des Traumaregisters der Deutschen Gesellschaft für Chirurgie geht hervor, dass die durchschnittliche präklinische Verweildauer mit 70 Minuten [1] mehr als doppelt solange ist wie in amerikanischen Traumazentren. Dieser Zeitverlust muss somit durch ein entsprechend verbessertes Schockraummanagement kompensiert werden [35]: Um die 2-Stundengrenze zur entlastenden Trepanation einhalten zu können, muss die CCT-Diagnostik bei schwerem SHT innerhalb 30 Minuten nach Klinikaufnahme begonnen werden.

Die Operationsindikationen und -techniken entsprechen im Wesentlichen dem Vorgehen beim Erwachsenen [34]:

Raumfordernde epi- oder subdurale Hämatome stellen neben Impressionsfrakturen die Hauptindikation zur Trepanation dar.

Während die Ausräumung von epiduralen Hämatomen über eine osteoplastische Trepanation erfolgt, wird diese bei akuten subduralen Blutungen mittels ausgedehnter temporaler osteoklastischen Trepanation durchgeführt.

Bei isolierten intrazerebralen, essentielle Hirnareale komprimierenden Läsionen ist im Einzelfall bei Kindern die Indikation zur operativen Entlastung eher zu stellen als beim Erwachsenen. So konnte in aktuellen Publikationen [10, 40] aufgezeigt werden, dass bei Kindern mit hohen intrakraniellem Druck und Kompression des Mittelhirns sowie des Hirnstamms eine sofortige unilaterale bzw. bitemporale Entlastungskraniektomie zu besseren Ergebnissen führen kann.

Bei jedem Polytraumatisierten mit zu erwartender längerer Beatmungspflichtigkeit und raumfordernden schweren Schädel-Hirn-Trauma ist eine kontinuierliche intrakranielle Druckmessung in der Frühphase durchzuführen. Diese Maßnahme gilt ab dem 2./3. Lebensjahr, wenn die Fontanelle verschlossen ist, auch für das kindliche Trauma.

Wie beim Erwachsenen muss auch bei schwersten Schädel-Hirnverletzungen im Kindes- und Jugendalters im Einzelfall ebenfalls immer wieder akzeptiert werden, dass bei multiplen intrakraniellen Blutungen und schwerstem Verletzungsausmaß der Primärschaden nicht überlebbar ist und somit in diesen Situationen eine Therapielimitierung bzw. -einstellung erwogen werden muss.

Neben dem Schädel-Hirn-Trauma muss auch bei Kindern an im Vergleich zum Erwachsenen relativ seltene, schwere Mittelgesichtsverletzungen gedacht werden, deren Ausmaß letztendlich ebenfalls nur computertomographisch beurteilt werden kann [11]. Diese Verletzungen stellen mit Ausnahme von schweren Blutungen und offenen Verletzungen in der Regel keine Indikation zur Frühversorgung dar. Allenfalls sind zu diesem Zeitpunkt, wie auch beim Erwachsenen, minimalinvasive provisorische Stabilisierungen bei ausgeprägter Instabilität des Mittelgesichtes oder Unterkiefers erforderlich.

Region Thorax

Im Gegensatz zum Erwachsenen kommen schwere intrathorakale Verletzungen wegen des noch wesentlich elastischeren Thorax-Skeletts häufig ohne Nachweis von knöchernen Verletzungen vor. Somit ist auch beim polytraumatisierten Kind bei jedem nachgewiesenen oder insbesondere vermuteten Thoraxtrauma eine computertomographische Abklärung indiziert [42].

Der am häufigsten auftretende Hämato- bzw. Pneumothorax stellt eine Indikation zur Entlastung mittels Bülau-Drainage dar, wobei die Tuben selbstverständlich an die Größe des Kindes angepasst werden müssen. Diese sollte, wie auch beim Erwachsenen, ohne Trokar unter digitaler und visueller Kontrolle über eine „Minithorakotomie" erfolgen.

Darüber hinausgehende seltene Operationsindikationen entsprechen denjenigen der Erwachsenen: Anhaltende kreislaufwirksame Blutungen aus der Thoraxdrainage stellen eine Indikation zur operativen Revision dar.

Eine notfallmäßige Indikation ist immer die Perikardtamponade, welche nach stumpfem Trauma glücklicherweise extrem selten ist. Kommt sie jedoch vor, so ist eine sofortige operative Entlastung über eine ausreichend starke Drainage (Thoraxdrainagekatheter), die über eine substernale Minithorakotmie eingebracht werden kann, notwendig. Bei persistierender Blutung aus dem Perikard ist eine anterolaterale Thorakotomie im 4./5. ICR bzw. mediane Sternotomie lebensrettend.

Ebenfalls außerordentlich selten sind die tracheobronchialen Verletzungen, welche meist bronchoskopisch verifiziert werden können. Inkomplette Rupturen mit einer Ausdehnung von weniger als 1/4 der Zirkumferenz können bei Abdichtung durch den Tubus bzw. tolerablem Luftleck unter wiederholter bronchoskopischer Kontrolle konservativ zur Ausheilung gebracht werden. Lediglich bei instabiler Beatmungssituation mit intolerablem Luftleck ist eine operative Intervention erforderlich.

Traumatisch bedingte kindliche Aortendissektionen sind uns weder aus der Literatur, noch persönlich bekannt. Falls diese jedoch vorkommen sollten, so würde nach entsprechender Diagnostik das Vorgehen hierbei wiederum der Erwachsenen-Chirurgie entsprechen. Dabei müssten auch entsprechende größenadaptierte Stents diskutiert werden, wobei dann im weiteren Verlauf mit dem Wachstum eventuelle Größenanpassungen bedacht werden müssten.

Region Abdomen

Während sich beim Abdominaltrauma des Erwachsenen innerhalb der letzten Dekade zunehmend ein konservatives Vorgehen propagiert wird, wurde dies bei kindlichen Verletzungen schon länger angestrebt. So werden heute bei anhaltend stabilisierbaren Kreislaufverhältnissen auch größere sonographisch und computertomographisch nachgewiesene Flüssigkeitsmengen unter engmaschiger intensivmedizinischer Überwachung akzeptiert. Dies gilt auch für computertomographisch nachgewiesene höhergradige Verletzungen der Leber und der Milz [12, 14, 21, 32]. Dasselbe konnte auch von Margenthaler et al. [18] für schwere Nierenverletzungen nachgewiesen werden, wobei in diesem Krankengut 14 Grad 4 - und 5 Grad 5-Verletzungen in der Klassifikation nach Moore [22] konservativ folgenlos ausheilen. Lediglich bei schweren extraabdominellen Zusatzverletzungen sowie bei gleichzeitigen tiefen Läsionen von Milz *und* Leber wird im Einzelfall eine operative Revision empfohlen, da in diesen Fällen die Wahrscheinlichkeit für Hohlorganverletzungen wesentlich zunimmt.

Prinzipiell sollte, so die Indikation aufgrund eines schweren anhaltenden bzw. konservativ nicht beherrschbaren Schockgeschehens zur Laparotomie gestellt werden muss, bei Milzverletzungen, wenn von der Gesamtsituation vertretbar, beim Kind immer ein Milzerhalt angestrebt werden, wobei neben dem o.g. Mesh-wrapping [33] auch Teilresektionen in Frage kommen.

Dasselbe gilt für Leberverletzungen Grad 4 und 5, wobei in diesen schweren Fällen fast immer eine vaskuläre Exklusion erforderlich ist [2].

Insgesamt werden Hohlorganverletzungen, welche eine klare Indikation zur Laparotomie oder Laparoskopie darstellen, bei Kindern noch seltener gesehen als bei Erwachsenen [6]. Entscheidend ist das weiterhin problematische rechtzeitige Erkennen durch engmaschige klinische Untersuchungen und ggf. durch ein wiederholte computertomographische Untersuchung mit parenteraler und enteraler Kontrastmittelgabe [15, 24]. Werden die Verletzungen primär erkannt, so können diese Verletzungen meistens durch Primärnaht oder aber durch Segmentresektionen versorgt werden. Bei stärkerer abdomineller Kontamination und insbesondere bei Rektumverletzungen ist in der Regel ein zweizeitiges Vorgehen mit passagerer Anlage eines Anus praeter erforderlich.

Intraabdominelle Blasenrupturen müssen insbesondere bei begleitenden Beckenverletzungen bedacht werden. Bei fehlender Schocksymptomatik werden sie wie die übrigen Hohlorganverletzungen häufig erst verspätet erkannt. Sie stellen immer eine Indikation zur Frühoperation dar.

Dieselbe diagnostische Problematik gilt für die ebenfalls beim Kind noch seltener vorkommenden Pankreasverletzungen [19]. Auch hier sind bei entsprechendem klinischem und laborchemischem Verdacht meist wiederholte computertomographische Kontrollen erforderlich. Damit fällt die ggf. operative Versorgung in der Regel nicht in die ersten 24 Stunden. Bei ausgedehnteren Läsionen sehen Meier et al. [19] bei frühen operativen resezierenden Revisionen mit einem besseren Verlauf bei den allerdings wenigen kindlichen Fällen im Vergleich zum konservativen Vorgehen. Dagegen sind größere Kontusionen bzw. oberflächliche Parenchymläsionen durch lokale Zieldrainagen meist definitiv versorgt.

Während bei Erwachsenen bei thorakoabdominellen Verletzungen in etwa 3–7% der Fälle mit einer Zwerchfellrupturen gerechnet werden muss [41], scheint diese bei Kindern noch wesentlich seltener zu sein. In einer türkischen Publikation wird aus einem Beobachtungszeitraum von 22 Jahren über 15 Fälle berichtet, wovon 13 präoperativ erkannt worden waren: 7-mal durch einen Zwerchfellhochstand, der Rest auf Grund auffälliger klinischer Symptomatik mittels zusätzlicher oraler Kontrastdarstellung bzw. thorakaler CT-Diagnostik [13]. Die Zwerchfellrupturen stellen, so sie primär erkannt werden, eine Indikation zur Frühversorgung innerhalb der ersten 24 Stunden dar, wobei das Vorgehen der Erwachsenenchirurgie entspricht. Die Versorgung erfolgt bei schwer Mehrfachverletzten in der primären Operationsphase in der Regel über einen abdominellen Zugang, über den die häufigen intraabdominellen Begleitverletzungen mitversorgt werden können. Prinzipiell sollte immer eine Direktnaht angestrebt werden, nur bei größeren Defekten kommt eine Interposition von Fremdmaterial (z. B. resorbierbare Netze) in Frage. Bei isolierten Verletzungen bzw. sekundär erkannten Rupturen ist die thorakale Laparoskopie, insbesondere bei rechtsseitigen Verletzungen vorteilhaft. Dieses Verfahren stellt jedoch keine Indikation für die Frühphase bei Schwerverletzten dar!

Region Stammskelett und Extremitäten

Der Zeitpunkt der Frakturversorgungen von Verletzungen der Wirbelsäule, des Beckens und der Extremitäten beim Polytraumatisierten war über Jahrzehnte Gegenstand kontroverser Diskussion, insbesondere bezüglich der Femurschaftfraktur [26]. Mit dem zunehmenden Wissen über die pro- und antiinflammatorischen Reaktionen und Verläufe nach Trauma und den Erkenntnissen, dass jeder operative Eingriff eine gleichartige additive Reaktion verursacht [25], hat sich in den 90iger Jahren zunehmend das abgestufte Behandlungsvorgehen zur Frakturversorgung durchgesetzt, bei dem zwischen dringlichen Früh- und aufgeschoben Spätversorgungen unterschieden wird.

Prinzipiell stellen alle Verletzungen, bei denen durch eine Verzögerung der Versorgung eine Gefährdung oder Verschlechterung droht, eine Indikation zur Frühversorgung innerhalb der ersten Stunden dar. Allerdings wird dabei auch zunehmend im Sinne des „Damage Control"-Prinzips ein zweizeitiges Vorgehen propagiert [39]. Letztendlich sollte auch beim Polytraumatisierten jede Fraktur mit demjenigen Verfahren definitiv versorgt werden, welches auch bei isolierter Verletzung als optimal angesehen wird.

Bei den kindlichen Verletzungen des Bewegungsapparates im Rahmen eines Polytraumas gelten diesbezüglich dieselben Grundsätze, allerdings unter Kenntnis und Berücksichtigung des wachsenden Skeletts [44]. Ziel der Frakturbehandlung sollte im Rahmen des Gesamtkonzeptes sein, eine möglichst frühe Mobilisation zu erreichen. So konnten Loder et al. [17] bei 93 polytraumatisierten Kindern mit 152 Frakturen aufzeigen, dass ab einem Alter von 7 Jahren die Dauer der Immobilisierung mit der Häufigkeit von Komplikationen korreliert. Entsprechend wird auch bei begleitendem schweren Schädel-Hirn-Trauma eine frühe osteosynthetische Femurfrakturversorgung empfohlen [20].

Im Einzelnen ergeben sich damit nachfolgende Indikationen zu Frühversorgung von polytraumatisierten Kindern (Tabelle 2).

Frakturen mit offenem bzw. höhergradigem geschlossenem Weichteilschaden müssen primär debridiert und operativ stabilisiert werden, wobei hierbei der Fixateur externe als Verfahren der Wahl anzusehen ist. Dazu gehört auch die vollständige Faszienspaltung bei Kompartmentsyndrom, welches in der Primärphase bei bewusstlosen Polytraumatisierten häufig übersehen wird, insbesondere bei selteneren Lokalisationen wie am Unterarm und im Bereich des Fußes.

Frakturen mit Gefäßverletzungen stellen ebenfalls eine notfallmäßige Indikation dar, wobei in Abhängigkeit von der Ischämiedauer zuerst die Fraktur stabilisiert, oder primär die Revaskularisierung durchgeführt wird. Gegebenenfalls kann auch zunächst die Durchblutung durch einen passageren Bypass gesichert werden.

Frakturen und Luxationen, welche z.B. zur Ischämie und Nekrose des Femurkopfes bei Hüftluxation und Schenkelhalsfraktur oder des Talus bei entsprechenden Verletzungen im Bereich des oberen oder unteren Sprunggelenkes führen, müssen innerhalb der ersten Stunden reponiert und ggf. redressiert werden. Zu dieser Gruppe gehören auch dislozierte Frakturen,

Tabelle 2. Indikationen zur Frühoperation am Stammskelett und den Extremitäten

- Frakturen mit höhergradigem Weichteilschaden
- Frakturen mit Gefäßverletzung
- Frakturen und Luxationen mit drohender Nekrose
- Instabile Becken- und Femurfrakturen
- Wirbelsäulenverletzungen mit sekundäre Neurologie/Querschnittsymptomatik

welche sich geschlossen nicht ausreichend reponieren und redressieren lassen, z. B. massiv dislozierte instabile supracondyläre Humerusfrakturen.

Eine weitere Frühindikation stellt die Stabilisierung von instabilen Frakturen des Oberschenkels sowie des Beckens dar, wobei das primäre Behandlungsziel eine Lagerungs- und Drehstabilität für eine optimale Intensivtherapie darstellt. Wie auch für Erwachsenen-Kollektive konnte für kindliche Femurfrakturen bei 387 Kindern der Vorteil der Frühosteosynthese innerhalb der ersten 24 Stunden herausgestellt werden [8]. Für Kinder ab dem 3./4. Lebensjahr stellt der Fixateur externe wie beim Erwachsenen, jedoch nicht nur wegen des minimierten additiven Operationstrauma, das Verfahren der Wahl dar. So konnten Weinberger et al. [45] in einer Analyse von mit dieser Technik behandelten 121 kindlichen Femurfrakturen aufzeigen, dass damit bei kurzem Krankenhausaufenthalt, früher Vollbelastung und tolerabler Komplikationsrate die einzeitige definitive Ausheilung erreicht werden kann. Lediglich für Querfrakturen wird ein intramedulläres Vorgehen empfohlen, bei Kindern mittels flexiblen Systemen [4]. Gregory et al. [7] weisen daraufhin, das die überwiegende Zahl der Komplikationen nach Fixateur externe-Osteosynthesen auf eine nicht kindgerechte operative Technik zurückzuführen sei.

Im Säuglings- und Kleinkindalter ist auch bei schweren Begleitverletzungen mittels Overhead-Extension eine rasche Frakturausheilung mit nicht behinderter intensivmedizinischer Pflege und Behandlung zu erreichen, wie das Beispiel eines 1 1/2-jährigen Kindes mit Femurfraktur sowie 3-wöchigem beatmungspflichtigem schwerem Thoraxtrauma und Schädel-Hirn-Trauma darstellt (Abb. 1).

Instabile Beckenringverletzungen sind bei Kindern selten und werden überwiegend konservativ behandelt, jedoch wird ein Trend zu besseren Ergebnissen nach operativer Stabilisierung berichtet [3]. Aus den o.g. Gründen stellen für uns neben der Sofortindikation bei pelvinen Massenblutungen, entsprechend dem Vorgehen bei Erwachsenen instabile Beckenverletzungen eine klare Indikation zur primären Fixateur externe-Stabilisierung dar, wobei über eine unterhalb der Spina iliaca anterior supraacetabulär eingebrachte Schanzschraube eine gute ventrale und dorsale Kompression erreicht werden kann (Abb. 2c).

Dislozierte instabile Acetabulumfrakturen sollten primär ebenfalls gelenküberschreitend mittels Fixateur externe redressiert werden. Die bei verbleibenden Dislokationen des hinteren Pfeilers bzw. der zentralen Gelenkfläche indizierten internen Osteosynthesen [3, 9] können dann sekundär nach intensivmedizinischer Stabilisierung erfolgen.

Bei sehr seltenen begleitenden Urogenitalverletzungen wird prinzipiell entsprechend der Erwachsenen-Traumatologie vorgegangen. Neben den bereits angesprochenen Blasenrupturen können bei Urethraverletzungen im Einzelfall auch primäre operative Interventionen erforderlich sein [31].

Schließlich stellen instabile Wirbelsäulenverletzungen mit sekundärer Neurologie bzw. Querschnittsymptomatik eine Indikation zur notfallmäßigen Reposition und ggf. frühen operativen Stabilisierung dar. Falls keine

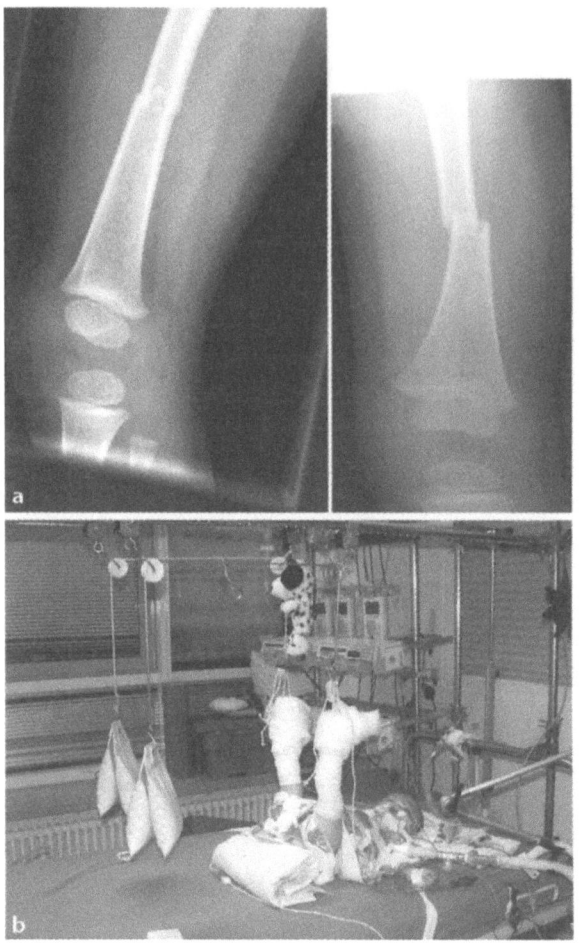

Abb. 1. 1 1/2-jähriges polytraumatisiertes Kind mit schwerem Thoraxtrauma, schwerem SHT und Femurfraktur. **a** Röntgen-Femur Unfallaufnahme; **b** Overhead-Extension.

schweren Zusatzverletzungen vorliegen, sehen wir diese operative Indikation auch bei primärer neurologischer Schädigung.

Bei allen anderen Frakturen gelten auch beim Polytrauma die Behandlungsgrundsätze wie bei isolierten Verletzungen. Dies bedeutet, dass speziell auch alle übrigen großen Röhrenknochen und metaphysären Verletzungen, alternativ zum primär im Einzelfall auch induzierten Fixateur externe, nach ggf. erforderlicher Reposition in Narkose, konservativ (an)behandelt werden können und bei entsprechender Indikation ggf. sekundär definitiv operativ versorgt werden.

Die dargestellten Grundsätze zur operativen Frühversorgung bei kindlichen Polytraumatisierten sollen im Folgenden anhand eines Fallbeispiels

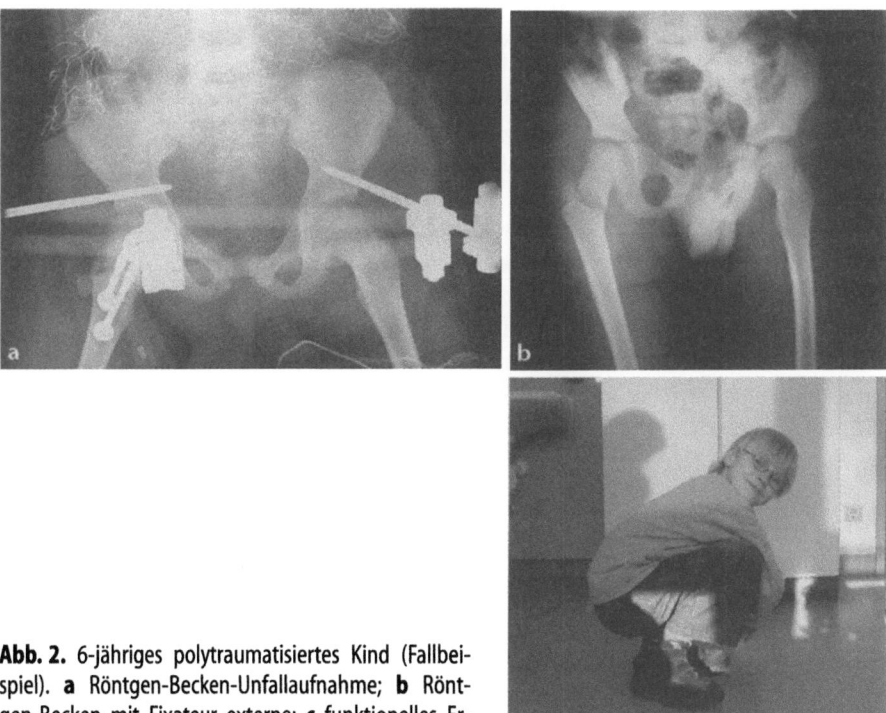

Abb. 2. 6-jähriges polytraumatisiertes Kind (Fallbeispiel). **a** Röntgen-Becken-Unfallaufnahme; **b** Röntgen-Becken mit Fixateur externe; **c** funktionelles Ergebnis 1 Jahr nach Trauma.

sowie den Ergebnissen unseres eigenen Krankenguts demonstriert und belegt werden.

■ Fallbeispiel. 6-jähriger Junge wurde am 30. 01. 02 beim Fahrrad fahren von einem Müllwagen erfasst, überrollt und mitgeschliffen. Am Unfallort GCS 15. Nach 1 1/2 Stunden Aufnahme in unserer Klinik, Pat. intubiert und analgosediert. Die Schockraum-Diagnostik, incl. Ganzkörper-CT, ergab folgende Verletzungen:
- Intraperitoneale Blasenruptur, komplette Urethraruptur am Blasenhals, und Läsion des Sphinkterapparates, große perineale Wunde
- 3° offene transpubische instabile Beckenfraktur Typ B mit Rektumeinriss und massiven Serosadefekten am Dünndarm und Kolon
- Thoraxtrauma mit Rippenserienfraktur 6 bis 9 links und Hämatothorax
- Zwerchfellruptur links
- basozervikale Oberschenkelfraktur rechts
- offene Aitken-2-Fraktur des Kondylus lateralis des rechten Femur
- Fibulawulstfraktur rechts
- ausgedehntes Decollement gluteal und am Rücken mit sekundärer Vollhautnekrose

Nach Schockraum- und primärer CT-Diagnostik erfolgte die sofortige notfallmäßige operative Versorgung mit primärer Laparotomie, Blasennaht und Urethra-Schienung, Zwerchfellnaht, Anus praeter Anlage und Versorgung der perianalen Wunde. Das Abdomen wurde zur geplanten Revision am Folgetag offenbelassen. Die Beckenverletzung wurde mittels Fixateur externe, die Schenkelhalsfraktur und Aitken-2-Fraktur jeweils durch Schraubenosteosynthesen versorgt.

Im weiteren intensivmedizinischen Verlauf war das Kind katecholamin- und beatmungspflichtig. Im weiteren Verlauf wurde aufgrund der bestehenden respiratorischen Insuffizienz und abzusehenden Langzeitbeatmung eine offene Tracheotomie sowie 4 weiteren Revisions- und Rekonstruktionsoperationen durchgeführt. Posttraumatisch zeigte sich ein temporäres akutes Nierenversagen mit anhaltender stummen Niere links. Eine durch die Kindernephrologie durchgeführte Punktion und histologische Untersuchung ergab keine weiteren Therapieoptionen außer einem diesbezüglich abwartendem Verhalten.

Der weitere Verlauf war durch septische Temperaturen bei Pleuraemyem links kompliziert, welches durch Spüldrainage behandelt werden konnte. Wegen eines sich im weiteren Verlauf nachgewiesenen Chylothorax wurde am 07. 03. 02 eine parenterale Ernährung eingeleitet.

Das Kind konnte am 28. 02. 02 nach erfolgreicher Entwöhnung dekanüliert werden. Vor Verlegung auf die Normalstation am 13. 03. 02 wurde ein Kinderpsychiater wegen einer möglichen posttraumatischen Belastungsstörung hinzugezogen. Zu diesem Zeitpunkt war der Junge wach, ansprechbar, orientiert und erinnerte sich laut Angaben der Mutter an den Unfallhergang.

Am 17. 04. 02 konnte das Kind mit Unterarmstützen mobilisiert aus der stationären Behandlung entlassen werden. Zu diesem Zeitpunkt bestand noch eine teilweise partielle Harninkontinenz, welche sich in dem folgenden Monat vollständig zurückbildete. Außerdem lagen neben dem Anus praeter noch verbandspflichtige Wunden im Bereich des Perineums vor.

Das Kind erholte sich im weiteren Verlauf äußerst schnell von den Folgen des Unfalls. Die Schraube im distalen Femur wurde nach 2 Monaten entfernt. Im Herbst des selben Jahres wurde das Kind eingeschult. Trotz der Verletzungen des Femurs und des Beckens kann das Kind problemlos am Schulsport teilnehmen. Die Rückverlegung des Anus praeter wird nach erfolgreichem „Sphinktertraining" ein Jahr nach dem Unfall gemeinsam mit der Entfernung der Hüftschraube durchgeführt.

Eigenes Krankengut

Von 5/98–4/02 wurden insgesamt 1136 schwerverletzte Patienten über den Schockraum aufgenommen und prospektiv über unser Schockraum-Management-System (*Ruchholtz*) erfasst und dokumentiert. Davon waren 166 (19%) jünger als 17 Jahre. Der mittlere Injury Severity Score betrug 16,3

Tabelle 3. Operationen der ersten 24 Stunden bei Kindern (< 18 Jahre) im Vergleich zu Erwachsenen (18–54 Jahre) unseres Krankenguts von 5/98–4/02

	Kinder n = 166		Erwachsene n = 970	
Sofort-Operation	4	2,4%	24	3,6%
Früh-Operation (Trepanation)	17	10,2%	34	5,1%
Früh-Operation (sonstige)	22	13,3%	146	22,0%

Punkte. Um eine altersbedingte zunehmende Letalität ausschließen zu können, wurden dem kindlichen Kollektiv vergleichend 664 Erwachsene zwischen 18 und 54 Jahren (mittl. ISS: 21,3 Punkte) gegenübergestellt.

Die Analyse der Operationen der ersten 24 Stunden (Tabelle 3) zeigt, dass in den beiden Alterskollektiven lebensrettende Notoperationen annähernd gleich häufig durchgeführt worden waren. Bei den Kindern handelte es sich in allen 4 Fällen um Schwerstverletzte (ISS: 38, 50, 59 und 75 Punkte) mit Noteingriffen innerhalb der ersten Stunde nach Klinikaufnahme wegen Massenblutungen. Dabei erfolgte in allen Fällen eine Laparotomie, einmal alleinig, einmal kombiniert mit einer Thorakotomie sowie zweimal in Verbindung mit einer Beckenrevision und Fixateur externe-Anlage.

Im Vergleich zu dem Erwachsenen-Kollektiv mussten bei den Kindern doppelt so häufig in 10,2% der Fälle innerhalb der ersten Stunden eine Trepanation erfolgen, die dabei vorliegende Schwere des Schädel-Hirn-Traumas entspricht mit einem durchschnittlichen AIS-Schädel von 4,71 Punkten demjenigen der trepanierten Erwachsenen (4,81 Punkte). Bei den 22 „sonstigen Frühoperationen" handelte es sich zur Hälfte um Frakturversorgungen, der Rest verteilte sich auf ICP-Anlagen (n = 4), Eingriffe an der Kalotte bzw. im Gesichts-Bereich (n = 4) sowie 3 weitere Weichteil-Revisionen.

Die Gesamtletalität der Kinder betrug **6,6%**. Todesursache war bis auf zwei Fälle mit Blutungsschock im Wesentlichen das schwere Schädel-Hirn-Trauma. Alle Kinder verstarben innerhalb der ersten 2 Tage.

Kein einziges Kind verstarb im weiteren Verlauf im Multiorganversagen, wohingegen dies bei dem Erwachsenen-Kollektiv (Gesamtletalität 14,2%) ebenfalls selten in **17 Fällen** (1,5%) vorkam.

Zusammenfassung

Polytraumatisierte Kinder werden primär nach den gleichen Richtlinien behandelt wie Erwachsene. Im Schockraum gilt es neben der Wiederherstellung und Sicherung der Vitalparameter möglichst alle Verletzungen zu erkennen und unter Berücksichtigung des potentiellen additiven Operationstraumas Operationsindikationen und -prioritäten zu stellen. Dabei stehen blutstillende lebensrettende Sofortoperationen bei nicht stabilisierbarem Kreislauf an erster Stelle. Verletzungen, welche unbehandelt im weiteren Verlauf zu lebensbedrohlichen Komplikationen oder aber zu schweren lokalen Problemen führen, stellen Indikationen zur Frühversorgung innerhalb der ersten Stunden dar. Ganz im Vordergrund stehen dabei schwere Schädel-Hirn-Traumata mit der Notwendigkeit der schnellstmöglichen Trepanation und ggf. radikalen Entlastung. Um eine optimale Intensivtherapie zu gewährleisten müssen instabile Becken und Femurfrakturen ab dem 3./4. Lebensjahr operativ stabilisiert werden. Bei Frakturversorgungen ist zum einen auf eine kindadaptierte Dimensionierung der Implantate zu achten. Zum anderen gilt der Grundsatz, dass jede Verletzung bzw. Fraktur ein- oder zweizeitig mit dem Verfahren versorgt werden sollte, wie es auch für die isolierte Verletzung als optimal erachtet wird. Unter Sicherstellung einer zeitorientierten Primärversorgung sowie Einhaltung des abgestuften „Damage-Control"-Konzeptes lässt sich heute bei schwerstverletzten Kindern eine hohe Überlebensrate erreichen und dabei die Letalität am Multiorganversagen fast vollständig reduzieren.

■ Literatur

1. Bardenheuer M, Obertacke U, Waydhas C, Nast-Kolb D, DGU APd (2000) Epidemiologie des Schwerverletzten – eine prospektive Erfassung der präklinischen und klinischen Versorgung. Unfallchirurg 103:355–363
2. Beal S (1990) Fatal Hepatic Hemorrhage: An Unresolved Problem in the Management of Complex Liver Injuries. J Trauma 30:163–169
3. Blasier RD, McAtee J, White R, Mitchell DT (2000) Disruption of the pelvic ring in pediatric patients. Clin Orthop, pp 87–95
4. Carey T, Galpin R (1996) Flexible intramedullary nail fixation of pediatric femoral fractures. Clin Orthop 332:110–118
5. Cue J, Cryer G, Miller F, Richardson J, Polk H (1990) Packing and Planned Reexploration for Hepatic and Retroperitoneal Hemorrhage: Critical Refinement of a Useful Technique. J Trauma 30:1007–1011
6. Galifer R, Forgues D, Mourregot A, Guibal M, Allal H, Mekki M, Rizet D (2001) Blunt traumatic injuries of the gastrointestinal and bilary tract in cildhoot. Eur J Pediatr Surg 11:230–234
7. Gregory P, Pevny T, Teague D (1996) Early complications with external fixation of pediatric femoral shaft fractures. J Orthop Trauma 10:191–198
8. Hedequist D, Starr AJ, Wilson P, Walker J (1999) Early versus delayed stabilization of pediatric femur fractures: analysis of 387 patients. J Orthop Trauma 13:490–493
9. Heeg M, de Ridder V, Tornetta P, de Lange S, Klasen H (2000) Acetabular fractures in children and adolescents. Clin Orthop 376:80–86
10. Hejazi N, Witzmann A, Fae P (2002) Unilateral decompressive craniectomie for children with severe brain injury. Report of seven cases and review of the relevant literature. Eur J Pediatr 161:99–104
11. Holland A, Broome C, Steinberg A, Cass D (2001) Facial fractures un children. Pediatric Emergency Care 17:157–160

12. Jacobs IA, Kelly K, Valenziano C, Pawar J, Jones C (2001) Nonoperative management of blunt splenic and hepatic trauma in the pediatric population: significant differences between adult and pediatric surgeons? Am Surg 67:149-154
13. Karnak I, Senocak M, Tanyel F, Büyükpamukcu N (2001) Diaphragmatic injuries in childhood. Surg Today 31:5-11
14. Keller M, Sartorelli K, Vane D (1996) Associated head injury should not prevent nonoperative managemnet of spleen or liver injury in children. J Trauma 41: 471-475
15. Kurkchubasche AG, Fendya DG, Tracy TF Jr, Silen ML, Weber TR (1997) Blunt intestinal injury in children. Diagnostic and therapeutic considerations. Arch Surg 132:652-657; discussion, pp 657-658
16. Liberman M, Mulder D, Sampalis J (2000) Advanced or basic life support for trauma: meta-analysis and critical review of the literature. J Trauma 49:584-599
17. Loder RT, Gullahorn LJ, Yian EH, Ferrick MR, Raskas DS, Greenfield ML (2001) Factors predictive of immobilization complications in pediatric polytrauma. J Orthop Trauma 15:338-341
18. Margenthaler JA, Weber TR, Keller MS (2002) Blunt renal trauma in children: experience with conservative management at a pediatric trauma center. J Trauma 52:928-932
19. Meier DE, Coln CD, Hicks BA, Guzzetta PC (2001) Early operation in children with pancreas transection. J Pediatr Surg 36:341-344
20. Mendelson S, Dominick T, Tyler-Kabara E, Moreland M, Adelson P (2001) Early versus late femoral fracture srabilisation in multiply injured pediatric patients with closed head injury. Pediatr Ortop 21:594-599
21. Miller K, Kou D, Sivit C, Stallion A, Dudgeon DL, Grisoni ER (1998) Pediatric hepatic trauma: does clinical course support intensive care unit stay? J Pediatr Surg 33:1459-1462
22. Moore E (1984) Critical Decisions in the Management of Hepatic Trauma. Am J Surg 148:712-716
23. Moulton S (2000) Early managemnet of the child with multiple injuries. Clin Orthop 376:6-14
24. Nast-Kolb D, Trupka A, Ruchholtz S, Schweiberer L (1998) Abdominaltrauma. Unfallchirurg 101:82-91
25. Nast-Kolb D, Waydhas C, Jochum M, Schweiberer L (1993) The Trauma of Surgery: Additional Effect on the Traumatic-Hemorrhagic Shock, Suppl 7. Circulatory Shock
26. Nast-Kolb D, Waydhas C, Jochum M, Spannagl M, Duswald K-H, Schweiberer L (1990) Günstigster Operationszeitpunkt für die Versorgung von Femurfrakturen beim Polytrauma? Chirurg 61:259-265
27. Nast-Kolb D, Waydhas C, Kanz K-G, Schweiberer L (1994) Algorithmus für das Schockraummanagement beim Polytrauma. Unfallchirurg 97:292-302
28. O'Neill (2000) Advances in the management of pediatic trauma. Am J Surg 180:365-369
29. O'Neill (2000) Advances in the management of pediatric trauma. Am J Surg 180:365-369
30. Pape HC, Giannoudis P, Krettek C (2002) The timing of fracture treatment in polytrauma patients: relevance of damage control orthopedic surgery. Am J Surg 183:622-629
31. Podesta N, Jordan G (2001) Pelvic fracture urethral injuries in girls. J Urol 165:1660-1665

32. Pryor J, Stafford P, Nance M (2001) Severe blunt hepatic trauma. Pediatr Surg 36:974–979
33. Reed R, Merrell R, Meyers W, Fischer R (1992) Continuing evolution in the approach to severe liver trauma. Ann Surg 216:524
34. Ruchholtz S, Nast-Kolb D (2002) Schädel-Hirn-Trauma. Chirurg 73:194–209
35. Ruchholtz S, Waydhas C, Lewan U, Piepenbrink K, Stolke D, Debatin J, Schweiberer L, Nast-Kolb D (2002) A multidisciplinary quality management system for the early treatment of severely injured patients: implementation and results in two trauma centers. Intensive Care Med 28:1395–1404
36. Scalea TM, Boswell SA, Scott JD, Mitchell KA, Kramer ME, Pollak AN (2000) External fixation as a bridge to intramedullary nailing for patients with multiple injuries and with femur fractures: damage control orthopedics. J Trauma 48:613–621; discussion, pp 621–613
37. Schweiberer L, Dambe LT, Klapp F (1978) Die Mehrfachverletzung: Schweregrad und therapeutische Richtlinien. Chirurg 49:608–614
38. Soloniuk D, Pitts LH, Lovely M, Bartkowsky H (1986) Traumatic intracerebral hematomas: timing of appearance and indications for operative removal. J Trauma 26:787–793
39. Taeger G, Ruchholtz S, Zettl R, Waydhas C, Nast-Kolb D (2002) Primary external fixation with consecutive procedural modification in polytrauma. Unfallchirurg 105:315–321
40. Taylor A, Butt W, Rosenfeld J, Shann F, Ditchfield M, Lewis E, Klug G, Wallace D, Henning R, Tibballs J (2001) A randomized trial of very early decompressive craniectomy in children with traumatic brain injury and sustained intracranial hypertension. Childs Nerv Syst 17:154–162
41. Trupka A, Nast-Kolb D, Schweiberer L (1998) Das Thoraxtrauma. Unfallchirurg 101:244–258
42. Trupka A, Waydhas C, Hallfeldt KK, Nast-Kolb D, Pfeifer KJ, Schweiberer L (1997) Value of thoracic computed tomography in the first assessment of severely injured patients with blunt chest trauma: results of a prospective study. J Trauma 43:405–411; discussion, pp 411–402
43. Tscherne H, Regel G, Sturm JA, Friedl HP (1987) Schweregrad und Prioritäten bei Mehrfachverletzungen. Chirurg 58:631–640
44. von Laer L, Vocke A (1999) Behandlung von Schaftfrakturen im Kindesalter. Chirurg 70:1501–1512
45. Weinberg AM, Hasler CC, Leitner A, Lampert C, von Laer L (2000) External fixatio of pediatric femoral shaft fractures. European J Trauma 1:25–32

4 Intensivmanagement des polytraumatisierten Kindes

H. H. Hellwege

Das primäre Ziel der pädiatrischen Intensivmedizin ist, wie in jedem anderen Lebensalter auch, die rasche Stabilisierung der vitalen Funktionen, die Normalisierung gestörter Organfunktionen, und das Vermeiden von Sekundärschäden als Folge eines Traumas während der Intensivbehandlung. Hierbei gibt es, im Vergleich zum Erwachsenen, physiologische Besonderheiten.

Die Erstversorgung eines Kindes mit einem Trauma erfolgt in der Regel durch den Notarzt. In der chirurgischen Aufnahme wird die bildgebenden Diagnostik geplant und die Entscheidung über die Notwendigkeit einer sofortigen chirurgischen Behandlung gefällt. Nach Durchführung der unmittelbar notwendigen diagnostischen und therapeutischen Maßnahmen wird das Kind zur weiteren Intensivbehandlung auf einer Kinder-Intensivstation aufgenommen. Im Folgenden werden die Besonderheiten der Intensivbehandlung bei Kindern dargestellt. Wegen der Häufigkeit schwerer Schädelhirntraumen wird speziell auf die Behandlung des traumatisch bedingten Hirnödems eingegangen.

■ Aufnahme auf der Intensivstation

Das Kind wird entsprechend den vorliegenden Vorgaben der Traumatologen gelagert, Anamnese und bisherige Versorgung erfragt. Die während des Transportes durchgeführte Behandlung (Beatmung, Medikamente) wird lückenlos fortgeführt und an die Gegebenheiten der Intensivstation adaptiert. Das laufende Monitoring wird übernommen und gegebenenfalls ergänzt. Die kontinuierliche Überwachung von EKG, arteriell gemessenem Blutdruck, Pulsoxymetrie, zentralem Venendruck, und Temperatur ist Mindestprogramm und muss individuell z. B. durch Kanülierung einer Arterie komplettiert werden. Nach einer ersten klinischen Untersuchung erfolgt die Schaffung weiterer Gefäßzugänge, die eine getrennte Zufuhr von Medikamenteninfusionen, parenteraler Ernährung, und Blutprodukten erlauben, und ein ausreichendes Monitoring und störungsfreie Blutentnahmen ermöglichen. Neue zentralvenöse Katheter sollten immer röntgenologisch in ihrer Lage kontrolliert werden, bevor sie für Infusionen benutzt werden!

Beatmung bei Kindern

Eine längerfristige Beatmung erfolgt am besten mit einem nasotrachealem Tubus, der eine bessere Fixierung ermöglicht und zudem in der Aufwachphase die Kinder weniger irritiert als ein orotrachealer Tubus. Bei Neugeborenen, Säuglingen und in der Regel auch Kleinkindern werden zur Schonung der Trachea ungeblockte Tuben verwendet. Da hier jede Umlagerung den Anteil der Nebenluft verändern kann, sind bei diesen Kindern häufigere Kontrollen der Beatmungsqualität notwendig als bei größeren Patienten. Diese erfolgen mit Hilfe von Pulsoxymetrie, Capnometrie, arteriellen Blutgasanalysen, und – wichtig – der Betrachtung der Atemexkursionen. Sie geben Aufschluss über die altersentsprechende Qualität des I:E-Verhältnisses, das Atemzugvolumen und evtl. vorliegende Seitendifferenzen der Atembewegungen (Tubuslage? Pneumothorax? Atelektase?). Bei Auffälligkeiten ist eine Röntgenaufnahme notwendig. Bei kontrollierter maschineller Beatmung, sei es Volumen- oder Druck-kontrolliert, sollten altersentsprechende Frequenzen eingehalten werden: Neugeborene 40/min, Säuglinge (1–12 Monate) 30–25/min, Kleinkinder (2 Jahre) 20/min, Schulkinder (10 Jahre) 15/min.

Überwachung der Kreislauffunktion

Die Überwachung der Kreislauffunktion erfolgt klinisch durch Registrierung der zentral und peripher gemessenen Temperatur und ihrer Differenz, der peripheren Rekapillarisierungszeit, der Herzfrequenz, der Urinausscheidung (mindestens 1–2 ml/kg KG/Std. bei ausgeglichener Flüssigkeitsbilanz), durch Messung des Blutdrucks (arteriell oder als NBP mit Dinamap), des zentralen Venendrucks und der zentralvenösen Sättigung (bzw. Kalkulation der a-vDO_2). Bei zerebral unbeeinträchtigten Kindern ist die Eintrübung des Bewusstseins ein Hinweis für das mögliche Vorliegen einer Kreislaufinsuffizienz.

Insbesondere kleinere Kinder sind sehr empfindlich gegenüber Blutverlusten, die zu einer kritischen Hypovolämie führen können. Volumenverluste können durch periphere Vasokonstriktion zunächst scheinbar gut

Tabelle 1. Altersabhängige Normalwerte (HF = Herzfrequenz; RR in mm Hg)

	Herzfrequ.	RR syst.	RR (M)	RR diast.
Neugeb.	100–170	50–90	35–65	30–55
Säugling	80–160	60–110	45–80	35–65
Kleinkd.	80–130	80–110	55–85	45–70
Schulkd.	70–110	70–110	65–100	55–80

Tabelle 2. Klinik der Hypovolämie (Volumenverlust des Kreislaufs in %)

	<25%	25–40%	>40%
Bewusstsein	Lethargisch od. irritiert	Eingetrübt	Komatös
Kreislauf	Tachykard	Tachykard	RR erniedrigt
Haut	Peripher kühl	Verlängerte RKZ	Kalte blasse Akren
Urinmenge	1–2 ml/kg/h	Wenig, d.h. <1 ml/kg/h	Anurisch

kompensiert werden und sind durch einen normalen Blutdruck „gut getarnt". Die Erkennung einer Hypovolämie ist aber frühzeitig notwendig, um schwerwiegende Perfusionsstörungen der Organe zu vermeiden. Die Kenntnis ihrer Symptome ist deshalb essentiell (Tabelle 2).

Zum Ausgleich eines Volumenmangels gelten die gleichen Grundsätze wie bei Erwachsenen. Es muss dabei bedacht werden, dass das Bluvolumen eines Neugeborenen ca. 85 ml/kg KG beträgt, und dass dieses bis zum Schulkindesalter auf etwa 65 ml/kg KG absinkt. Die Indikation zur Gabe von Blutprodukten muss individuell gestellt werden, insbesondere bei kleinen Kindern ist die früher oft großzügige Gabe von Eiweißlösungen, wie Albumin, als „Volumenexpander" überholt. Zum Ausgleich einer vermuteten Hypovolämie können z.B. 10–15 ml/kg KG Ringer-Laktat-Lösung oder 1:3-Lösung (25% NaCL 0,9%, 75% Glucose 5%) über 1 Std. infundiert werden unter genauer Kontrolle der Klinik und des ZVD.

Infusionstherapie bei Kindern

Unabhängig von der geplanten Kalorienzufuhr ist eine genaue Steuerung des Flüssigkeitshaushaltes, insbesondere bei Kindern mit Schädelhirntrauma oder mit Lungenkontusion, notwendig. Der Erhaltungsbedarf an Flüssigkeit ist nur grob abschätzbar (Tabelle 3). Diese Abschätzung erfolgt nach der Körperoberfläche; wegen ihrer Ungenauigkeit wird bei Kindern unter 2 Jahren Alter nach Körpergewicht kalkuliert. Bei kleinen Kindern ist der Wasserumsatz, bezogen auf das Körpergewicht, größer als im späteren Alter.

Eine genaue Bilanzierung möglichst aller Zufuhren (z.B. Kurzinfusionen von Medikamenten!) ist notwendig; eine Bilanz mit einem Abschluss von ca. +400 ml/qm Körperoberfläche pro Tag gilt als ausgeglichen. Bei beatmeten Patienten ist das Bilanzziel niedriger, bei erhöhter Perspiratio durch Fieber, Tachypnoe, oder Schwitzen ist es höher anzusetzen. Deutlich abweichende Bilanzergebnisse dürfen nicht schematisch ausgeglichen werden, sondern müssen auf ihre Plausibilität geprüft werden durch klinische Untersuchung und Messung von Zentralem Venendruck sowie Urinmenge und Urinkonzentration.

Tabelle 3. Infusionstherapie bei Kindern

■ Erhaltungsbedarf	1500–1800 ml/qm KO/die (bei Kindern über 2 Jahren)
■ Erhaltung 12 Mon.	100–120 ml/kg/die
■ Erhaltung Säugl.	120–140 ml/kg/die
■ Erhaltung Neugeb.	ca. 160 ml/kg/die
■ Urinausscheidung	>1–2 ml/kg/h
■ Bilanzziel	ca. +300–400 ml/qm KO/die

■ Schädelhirntrauma bei kindlichem Polytrauma

Bei Kindern ist die Häufigkeit eines Schädelhirntraumas mit intrakranieller Druckerhöhung bei Polytraumen deutlich höher als bei Erwachsenen. Nicht selten erleiden Kinder bei Unfällen nur ein Schädelhirntrauma (SHT) mit oder ohne Frakturen der Kalotte, der Schädelbasis und der Gesichtsknochen. Bei diesen Kindern ist die unverzügliche intensivmedizinische Behandlung des Hirnödems mit gesteigertem intrakraniellen Druck (ICP) vordringlich und entscheidend. Diese Aufgabe der pädiatrischen Intensivmedizin bei polytraumatisierten Kindern soll deshalb eingehender besprochen werden.

Da sich bei Kindern ein für die Hirnperfusion relevantes Hirnödem relativ rasch entwickeln kann, muss die Zeitspanne zwischen Unfall und Beginn einer standardisierten und kontrollierten Therapie des Hirnödems möglichst kurz gehalten werden.

Bei der Aufnahme auf der Intensivstation wird das Kind en bloc umgelagert und mit erhöhtem Oberkörper mit Kopf in Mittelstellung gebettet. Bewegungen des Kopfes sind solange möglichst zu vermeiden, bis feststeht, dass eine Verletzung der Halswirbelsäule und/oder des Halsmarks auszuschließen ist. Es wird eine mäßige Hyperventilation fortgeführt, und nach einer ersten klinischen und neurologischen Untersuchung einschließlich Bestimmung des Glasgow Coma Scales wird das Kind sediert, mit Schmerzmitteln versorgt, und ein umfassendes Monitoring der vitalen Funktionen installiert.

Das Ziel der intensivmedizinischen Behandlung ist die Sicherstellung einer ausreichenden Perfusion des Gehirns und die Verhinderung von sekundär auftretenden Schäden nach dem Trauma, und damit die Schaffung günstiger Bedingungen für die Selbstheilung des traumatisierten Hirngewebes.

Die Behandlung eines Kindes mit SHT besteht aus einer kontrollierten Beatmung, wobei eine Eigenatmung zur Vermeidung von intrathorakalen Druckanstiegen vermieden werden muss. Dieses wird durch eine tiefe Analgosedierung (z. B. Midazolam und Fentanyl), ggf. anfangs ergänzt durch eine Relaxierung, erreicht. Eine mäßige Hypokapnie ($paCO_2$ um 32 mm HG) soll das intrakranielle Blutvolumen verringern, der Verzicht auf einen PEEP bei der maschinellen Beatmung den venösen Abfluss optimieren. Diese Forderung ist bei gleichzeitigen pulmonalen Funktionsbeeinträchtigungen (Pneumonie, Lungenkontusion; ARDS) jedoch nicht strikt zu erfüllen, da sie den pulmonalen Bedürfnissen widerspricht. Der Erfolg dieser Behandlung wird durch die neurologische Untersuchung und die Messung des intrakraniellen Drucks (ICP) kontrolliert. Der normale ICP ist bei Säuglingen und Kleinkindern unter 8-10 mmHG, bei größeren Kindern unter 15 mmHg.

Die Kreislaufsteuerung ist besonders diffizil. Um die Entwicklung eines Hirnödems nicht zu unterstützen, wird die tägliche Flüssigkeitszufuhr gegenüber dem normalen Erhaltungsbedarf reduziert (1000-1200 ml/qm KO/die; bei Kindern <2 Jahren: 50-70% des Erhaltungsbedarfs nach kg KG). Dabei muss genau überwacht werden, dass eine ausreichende Perfusion aller Organe sichergestellt ist und eine Hypovolämie sicher vermieden wird. Ziel ist, einen altersentsprechend normalen arteriellen Druck bei warmer Peripherie zu sichern (z.B. art. Mitteldruck >65 mmHg, Zentraler Venendruck 2-5 mmHg, Diurese >1 ml/kg/h).

Intrakranielle Druckanstiege müssen, auch wenn sie nur kurze Zeit wirksam sind, umgehend soweit gesenkt werden, dass der intrakranielle Perfusionsdruck ausreichend bleibt (d.h. mittl. art. RR-ICP=>50-60 mmHg). Neben der kontinuierlichen Analgosedierung werden osmotisch wirksame Substanzen (Mannitol, Glycerol), kurzwirksame Barbiturate (z.B. Thiopental 1-5 mg/kg KG/h als Infusion) und eine Steigerung der Hyperventilation angewendet. Ist mit diesen Mitteln kein ausreichender Perfusionsdruck erreicht werden, bleibt nur noch der Versuch, den arteriellen Druck medikamentös zu steigern. Oft steigt der ICP dann aber mit.

Die Notwendigkeit der Analgosedierung erschwert die Verlaufskontrolle sehr. Spontanmotorik und Reflexe sind nicht beurteilbar, selbst die Hirnnervenbefunde (Hustenreflex, Pupillomotorik) können unsicher sein. Plötzliche Änderungen und Seitendifferenzen der vorliegenden Befunde sind Anlass, über den erneuten Einsatz bildgebender Verfahren zu entscheiden. Bei längerer Behandlungsdauer kommt es durch die Therapie häufig zu einer Subileussituation, die die klinische Beurteilung der abdominellen Organe erschwert. Wiederholte sonographische Untersuchungen der Bauchorgane, ggf. auch ein abdominelles CT, sind dann notwendig.

Die Behandlung eines posttraumatischen Hirnödems mit intrakranieller Drucksteigerung erstreckt sich oft über einen Zeitraum von mehr als 1 Woche. Die oben skizzierte Behandlung kann in dieser Zeit erheblich erschwert werden durch Komplikationen, die als Folgen des Traumaablaufs, aber auch der eingreifenden Behandlung zu verstehen sind. Sie verlangen eine rasche diagnostische Klärung und umgehende gezielte Behandlung, da sonst der Therapieerfolg gefährdet wird.

Fieber kann zentral ausgelöst sein, nicht selten beruht es aber auf Infektionen, bedingt durch Aspiration von Erbrochenem, oder es handelt sich um nosokomiale Infektionen (z.B. Pneumonie, Sinusitis, Harnwegsinfekt, Katheterinfektion, lokale verletzungsbedingte Entzündungen). Eine schwere

Lungenerkrankung (ARDS) kann Folge der initialen Hypoxie, der Inhalation von giftigen Gasen, einer Aspiration oder einer Sepsis sein. Eine Polyurie kann durch osmotische Diurese, bedingt durch Hyperglykämie oder Gabe von osmotisch wirksamen Substanzen, bewirkt sein, oder ist Symptom eines zentralen Diabetes insipidus. Krampfanfälle können Folge von lokalen zerebralen Gewebsschädigungen sein, oder haben Blutungen als Ursache. Am diskretesten erscheinen oft zunehmende diffuse Hirnschädigungen, z. B. als Folge wiederkehrender zerebraler Perfusionsstörungen: Kinder „brauchen keine Sedierung mehr", reagieren nicht bei pflegerischen Maßnahmen. So kann sich unspektakulär das Bild eines dissoziierten Hirntodes unter der Intensivtherapie entwickeln. Diese Entwicklung kann nur durch regelmäßige klinische Untersuchung, verbunden mit dopplersonographischer Analyse des Flusses in den zentralen Gefäßen, frühzeitig bemerkt werden.

Stumpfes Thorax- und Bauchtrauma

Stumpfe Traumen des Thorax und des Abdomens gehen oft mit nur geringfügigen äußeren Läsionen, wie Hautabschürfungen und Einblutungen, einher. Fehlende äußere Anzeichen schließen bei Kindern Kontusionen innerer Organe keinesfalls aus. Einige Verletzungen, wie ein Pneumothorax, fallen rasch klinisch auf. Andere, wie eine Lungenkontusion oder Herzkontusion, entziehen sich zunächst der Standarddiagnostik und werden erst im Verlauf durch Funktionseinbußen, wie erhöhten Beatmungsbedarf und diffuse Verschattung im Röntgenbild, oder verringertes Herzzeitvolumen auffällig. Ein Perikarderguss oder Hämatopericard kann bei Kindern sehr plötzlich klinisch apparent werden; bei Verdacht auf Thoraxtrauma sollte regelmäßig sonographisch danach gesucht werden.

Blutungen in der Leber und der Milz bleiben oft klinisch unbemerkt, bis es zur Ruptur eines Hämatoms und zur massiven Blutung in die Bauchhöhle kommt.

Nur durch regelmäßige sonographische und radiologische Kontrollen lässt sich sicherstellen, dass behandlungspflichtige Befunde rechtzeitig erkannt werden.

Beendigung der Intensivtherapie

Eine posttraumatisch begonnene Intensivtherapie kann schrittweise reduziert werden, wenn anzunehmen ist, dass das Kind ohne wesentliche organstützende Maßnahmen und massive analgosedierende Therapie wach werden kann. Bei SHT muss auch unter Normoventilation und ohne hirndrucksenkende Therapie der ICP normal sein. Unter Beatmung darf der

Sauerstoffbedarf nicht über einem FiO$_2$ von 30% liegen. Während der Entwöhnungsphase muss das Kind sehr genau überwacht werden, damit rechtzeitig erkannt wird, ob das Kind mit seinen vitalen Funktionen stabil bleibt oder nicht. Bei längerem Verlauf und vorangehender ausgedehnter Behandlung mit Sedativa und Opiaten kann der neurologische Befund des aufwachenden Kindes erheblich durch eine Entzugssymptomatik beeinflusst sein. Bei deutlicher Unruhe und vegetativen Symptomen muss diese Symptomatik behandelt werden (z.B. Clonidin als Infusion).

Posttraumatische Kinderintensivmedizin verlangt, wenn sie erfolgreich sein will, große Erfahrung. Ihr Vorgehen ist wenig spektakulär, ihr Erfolg hängt neben Erfahrung und technischer Ausstattung vor allem von der Bereitschaft und Fähigkeit aller Beteiligten ab, eine optimale Überwachung und Behandlung rund um die Uhr in unverminderter Qualität zu sichern.

■ Literatur

1. Matthews NT (1998) Management of paediatric trauma. In: Duncan A (ed) Paediatric Intensive Care. BMJ Books, pp 112–128
2. Knight G, Swan P (1998) Acute brain insults in infants and children: management and outcome prediction. In: Duncan A (ed) Paediatric Intensive Care. BMJ Books 1998, pp 129–160
3. Allen EM, Boyer R et al (1999) Head and Spinal Cord Injury. In: Rogers MC, Helfaer MA (eds) Handbook of Pediatric Intensive Care, 3rd. Lippincott Williams & Wilkins, pp 403–444
4. Fackler JC, Yaster M et al (1999) Multiple Trauma. In: Rogers MC, Halfaer MA (eds) Handbook of Pediatric, 3rd ed. Intensive Care, pp 788–808
5. Paerson G (2002) Handbook of Paediatric Intensive Care. WB Saunders

5 Definitive Frakturversorgung und Rehabilitationsmaßnahmen des polytraumatisierten Kindes

T. F. SLONGO

■ Einleitung

Der Stellenwert der Fraktur respektive der Frakturversorgung, sei sie präliminär oder definitiv, ist im Rahmen des Polytraumas beim Kind in den Grundzügen gleich wie beim Erwachsenen. Der Hauptunterschied liegt im Wesentlichen in der Fraktur selbst. So weist das Kind generell sowie im Rahmen des Polytraumas ein homogeneres *„Frakturmuster"* auf als der Erwachsene. Auch kommen multiple und kombinierte Knochenverletzungen viel seltener vor. Auf der andern Seite ist es jedoch wichtig zu wissen, dass die Frakturen das Ausmaß der Weichteilverletzungen meist nicht widerspiegeln. Die hohe Resistenz der Haut und die gute Zirkulation führen häufig zu einem so genannten *„inneren Décollement",* so dass Hautprobleme häufig erst später manifest werden.

Um den Stellenwert der Fraktur beim polytraumatisierten Kind im Hinblick auf die Behandlung beurteilen zu können sind folgende Punkte abzuklären:
- Liegen mehrere Frakturen ohne oder mit andern Organverletzungen vor?
- Liegt eine einzelne Fraktur im Rahmen von Organverletzungen vor?
- Haben wir eine oder mehrere Frakturen zusammen mit einem Schädel-Hirn-Trauma?

Der Zeitpunkt der Frakturversorgung, ob provisorisch oder definitiv, muss mit dem Kinderanästhesisten respektive dem Kinder-Intensivmediziner abgesprochen werden [8]. In der Regel hat man Zeit, diese Versorgung zu planen. Zusammen mit der guten Heilungstendenz ergibt sich daraus, dass die *„vorläufige"* Versorgung bereits die definitive sein kann, respektive sein sollte. In diesem Sinne ist es notwendig, dass der Traumatologe, der Frakturen beim polytraumatisierten Kind zu versorgen hat, über das kinderspezifische Wissen und über ein umfangreiches, dem Kind angepasstes Instrumentarium verfügt.

Häufigkeit

Vorbemerkung. Die Ausführungen beziehen sich nur auf Kinder, die auf Grund ihrer Verletzungen intensivstationsbedürftig sind [1, 10].

Frakturen im Rahmen des kindlichen Polytraumas stellen die häufigste Zusatzverletzung dar. Während die schweren Polytraumata glücklicherweise abnehmen, steigt die damit verbundene Frakturhäufigkeit signifikant an (Tabelle 1) [13]. So hatten in unserem Krankengut in den Jahren 1978–1983 rund 55% der mehrfach verletzten Kinder Frakturen, in den Jahren 1988–1992 jedoch bereits 72% und von 1994–1998 waren es 83% ($p < 0,001$). Diese Beobachtung deckt sich nicht mit allen neueren Literaturangaben und ist sicherlich auch von den soziokulturellen Gegebenheiten abhängig.

Die weitaus häufigste „Kombinationsverletzung" stellt das isolierte, schwere Schädel-Hirn-Trauma mit Fraktur einer Extremität dar. Während in der Literatur von einer Häufigkeit bis zu 30% berichtet wird [13, 14] weist in unserem Krankengut rund jedes fünfte Kind (22%) mit schwerem SHT zusätzlich eine isolierte Femurfraktur auf. Die zweithäufigste Begleitfraktur betrifft den Unterarm.

Die Intensiv-Station-Bedürftigkeit ist in der Regel durch das „Organtrauma" und nicht durch die Fraktur gegeben. Auch hier handelt es sich meist nur um die Verletzung eines einzelnen Knochensegmentes. Interessanterweise korreliert die Schwere der Organverletzung am häufigsten mit komplexen Unterschenkel- und Unterarmfrakturen.

Das polytraumatisierte Kind weist mit 9% auch den höchsten Anteil an offenen Frakturen auf (Anteil der offenen Frakturen an allen kindlichen Frakturen < 1%) [14].

Die Schwere der Fraktur ist auch assoziiert mit der Schwere des Organtraumas, der daraus resultierenden Hospitalisationszeit und dem Outcome (Morbidität und Mortalität) [9, 18].

Die Intensivstationbedürftigkeit auf Grund der Frakturen alleine ist im Kindesalter äußerst selten gegeben. Gründe für eine primäre Intensivpflege bei multiplen Frakturen sind: großer Blutverlust, einzuleitende Schmerztherapie und/oder die aufwendige Pflege. In den letzten 20 Jahren betraf dies an unserer Klinik lediglich 6 Kinder, die alle über 10 Jahre alt waren (Total der Frakturen in dieser Zeitspanne ~ 10000).

Wie Tabelle 1 auch darstellt, nehmen zumindest an unserer Klinik die Mehrfachverletzungen glücklicherweise ab, die Frakturhäufigkeit als Begleitverletzung nimmt jedoch signifikant zu [13].

Tabelle 1. Zusammenhang kindliches Polytrauma/SHT und begleitende Frakturen im Vergleich 1978–1998 Kinderintensivstation Kinderklinik Bern, Leitung J. Pfenninger

Diagnose	1978–1983	1988–1992	1994–1998	P-value
Total SHT	187	236	243	
SHT (GCS < 8)	40	57	51	n.s.
Verkehr	30	31	32	n.s.
Polytrauma	18 (45%)	11 (21%)	6 (12%)	< 0,001
Davon mit Fraktur	10 (55%)	8 (72%)	5 (83%)	< 0,001

Wann sollen/können Frakturen bei mehrfach verletzten Kindern versorgt werden?

Die Frage nach dem Zeitpunkt der Frakturversorgung beim polytraumatisierten Kind darf weder vom behandelnden Chirurgen noch vom Intensivmediziner oder Anästhesisten alleine beantwortet werden. Die Beantwortung muss im Rahmen eines intensiven Dialoges erfolgen, wobei einzig und alleine die optimale Versorgung des Kindes zur Minimierung von Spätfolgen resp. vitaler Gefährdung im Vordergrund stehen muss [8].

Generell darf jedoch in die Diskussion der Gedanke eingebracht werden, dass auch bei kritischer Gesamtsituation des Kindes, eine Fraktur im Rahmen des kindlichen Polytraumas eher initial mitversorgt werden kann und darf, da die Fixation einfacher und schneller und mit wenig Aufwand (100% Reposition ist nicht erforderlich) durchzuführen ist. Der Effekt der frühen Mitversorgung ist in dem Sinne positiv zu werten, als dadurch auch die Pflege und Schmerztherapie deutlich vereinfacht wird.

Der **Behandlungs-Algorithmus** bezüglich des Frakturmanagements im Rahmen des kindlichen Polytraumas muss sich grundsätzlich nach folgender Frage richten:

Welche Bedeutung kommt der Fraktur initial im Verhältnis zum Gesamttrauma zu?
- Ist die Fraktur offen/geschlossen?
- Für welchen Anteil des Blutverlustes ist/sind die Fraktur(en) verantwortlich?
- Handelt es sich um eine einzelne oder mehrere Frakturen?
- Stellen die Frakturen ein pflegerisches Problem dar?
- Beeinträchtigen die Frakturen das Schmerzmanagement?
- Wird das Kind eine Rehabilitation brauchen (z. B. nach SHT)

Die sorgfältige Diskussion dieser Fragen wird darüber entscheiden, ob Frakturen in erster Priorität (mit-) versorgt werden müssen oder ob eine postprimäre Versorgung zu verantworten und auch adäquater ist [14, 19]. Es muss hier betont werden, dass Kinder in der Regel auf Grund ihrer

Körpermasse sehr gut mit einfachen Mitteln (konservativ) provisorisch versorgt werden können, und dass so genannte „Nacht- und Nebelaktionen" eher unterlassen werden sollten. In jedem Falle profitiert das Kind davon, wenn es durch ein für solche Situationen erfahrenes Team behandelt wird! Dies spricht somit dafür, dass Frakturen beim kindlichen Polytrauma sehr wohl postprimär versorgt werden können.

■ Gründe der primären Frakturversorgung

Stehen die Frakturen im Vordergrund, sei es weil sie höhergradig offen sind oder auf Grund ihrer Zahl und Schwere den Hauptanteil des Traumas ausmachen ist nach Absprache mit den Mitverantwortlichen eine rasche, wenn möglich definitive Frakturversorgung anzustreben. Dabei ist einer einfach anzuwendenden Methode mit kurzer Operationszeit der Vorzug zu geben. Die gleiche Dringlichkeit besteht, wenn allfällige Kreislaufprobleme der/den Fraktur(en) zugeschrieben werden müssen. Besondere Beachtung sind stark dislozierten, gelenknahen Frakturen zu schenken, da diese ähnlich wie Luxationen zu Gefäßzerreißungen führen können [2].

Multiple Frakturen sollten wenn möglich immer, sofern nicht andere Verletzungen es verbieten, möglichst rasch und auch definitiv versorgt werden. Dies erleichtert die Pflege und auch die nachfolgende Rehabilitation resp. Mobilisation des Kindes.

Kinder mit Aspirationen sollten hingegen erst nach Stabilisierung der Atmung resp. Sicherstellung der Atemsituation an den Frakturen operiert werden. Es ist bekannt, dass solche Kinder ein deutlich erhöhtes Komplikationsrisiko aufweisen [18, 14].

■ (Schweres) Schädelhirntrauma und Fraktur (Abb. 1)

Bis zu einem Viertel aller Kinder mit isoliertem SHT, welche auf einer Intensivstation überwacht werden müssen, weisen zusätzlich eine Fraktur auf, wobei die isolierte Femur-/(22%) [12] und Vorderarmfraktur im Vordergrund stehen. Obwohl es sich dabei im engern Sinne der Definition nicht um ein Polytrauma handelt, gilt es wegen der Häufigkeit einerseits, sowie des speziellen Behandlungsalgorithmus andererseits, diese Verletzungskombination hier ebenfalls zu besprechen [3]. Im Hinblick auf die besonders beim schweren SHT anstehende Neurorehabilitation, kommt der Art der Frakturversorgung besondere Bedeutung zu. Wenn immer sollte einer internen Versorgung der Vorzug gegeben werden, da alle rehabilitativen Maßnahmen und auch die Pflege dadurch einfacher und für das Kind angenehmer gestaltet werden können. So sollte bei einer Fraktur-Frühversorgung, die in den meisten Fällen mit dem Fixateur extern gemacht wird, darauf

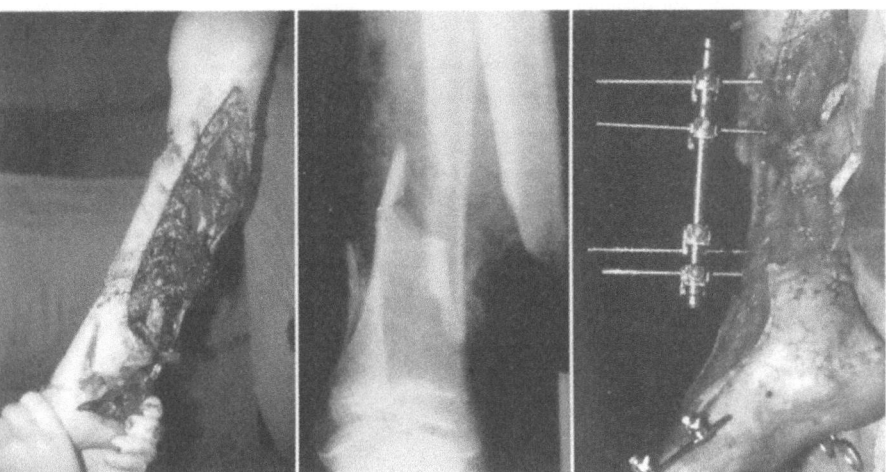

Abb. 1. Schweres SHT mit 3° offener Unterschenkelfraktur: Präliminäre sofortige Versorgung und Fixation mittels Rohrfixateur.

geachtet werden, dass eine sekundäre, definitive interne Versorgung am liegenden FixEx vorbei gemacht werden kann.

Wie aus der Tabelle 2 ersichtlich, sollte besonders beim schweren SHT mit einem GCS zwischen 6–8 eher eine postprimäre Frakturstabilisation angestrebt werden. Somit kann die Versorgung immer definitiv und wenn möglich intern gemacht werden.

In Abhängigkeit des gemessenen intracraniellen Druckes (ICP) sollte bei einem GCS unter 8 die operative Frakturstabilisierung nicht vor 48 Std. erfolgen [8]. Die Gefahr respektive Problematik einer zu frühen Operation liegen in der Beatmung. Durch eine ungenügend überwachte Beatmung kommt es zum unkontrollierten Hirndruckanstieg der seinerseits zu einer cerebralen Hypoxämie mit anschließendem Kapillarleak führt [18].

Eine allfällig, durch den operativen Blutverlust entstehende Kreislaufproblematik kann ihrerseits zur cerebralen Hypoxämie und dann ebenfalls zum Hirndruckanstieg führen. Beide „iatrogenen" Probleme haben einen negativen Einfluss auf das Out come des Kindes.

Poole berichtet [19], dass eine frühe Frakturstabilisation wohl zur besseren Pflege des Patienten beiträgt und anzustreben ist, dass jedoch allfällige pulmonale Probleme resp. Komplikationen dadurch nicht verhindert werden können.

Primäre Frakturstabilisation

Bei der primären, in der Regel notfallmäßigen Frakturstabilisierung geht es darum, im Rahmen der vitalen Chirurgie zusätzlich die begleitenden Frakturen zu versorgen. Es ist somit eine Methode zu wählen, die gewebescho-

Tabelle 2. Parameter zur Bestimmung des optimalen OP-Zeitpunktes zur Versorgung der Frakturen beim mehrfach verletzten Kind

Parameter		
Medizinisch	**Pflegerisch**	**SHT**
■ Blutverlust* (20 ml/kg KG/Std.)	Lagerung*	24–48 Std.
■ Schmerz*	Pflege*	ICP
■ Infektgefahr* (offene Frakturen)	Dekubitusprophylaxe*	GCS 6–8
■ Gefahr der zusätzlichen Gewebeschädigung*	Frührehabilitation (Physio-/Ergotherapie Mobilisation)	Gefahr der zu frühen Operation ■ Beatmung Druck/Hypoxämie/ Kapillarleak ■ Kreislauf Hypoxämie, Zunahme Hirndruck
■ Out-come ■ „Fettembolie-Gefahr"* ■ Aspiration		

* Frühversorgung angezeigt

nend, blutarm und schnell eine suffiziente Stabilisierung ermöglicht [7, 11, 17]. Dafür stehen uns heute im Wesentlichen zwei Stabilisierungsverfahren zur Verfügung; der Fixateur extern und die Markraumschienung ESIN (Abb. 2) [15].

Nach welchen Kriterien sollte die Methode gewählt werden?

In erster Linie entscheidet das zur Verfügung stehende Instrumentarium und die eigene Erfahrung. Die Versorgung des Polytraumas ist nicht der Zeitpunkt um neue Verfahren zu erproben, respektive erste Erfahrungen zu sammeln; d.h. der behandelnde Chirurg sollte sich nicht am Beginn der „Learning curve" einer Methode befinden. In erster Linie soll hier der erfahrene Kindertraumatologe oder ein in der Versorgung von kindlichen Frakturen geübter Chirurg die Operation durchführen.

Wie schon mehrmals betont, sollte auch in der Primärbehandlung, besonders bei einfachen Frakturen aller langen Röhrenknochen (d.h. quer, kurze schräge und spiralförmige Frakturen) eine definitive, wenn möglich geschlossene, interne Behandlung wie sie die ESIN darstellt, gewählt werden (Abb. 2). Alle potentiell instabilen, mehrfragmentären Frakturen, vor allem auch im Zusammenhang mit Weichteilschäden sowie gelenknahe Frakturen sollten dem Fixateur extern vorbehalten sein (Abb. 3) [2, 4, 5].

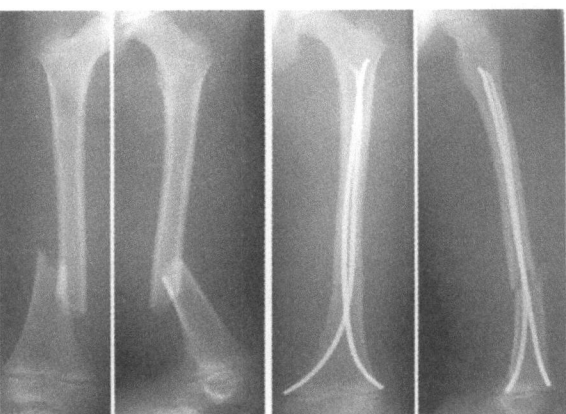

Abb. 2. Primäre, definitive Versorgung einer Femurquerfraktur im Rahmen eines Polytraumas und operativ versorgter Darmverletzung mittels ESIN.

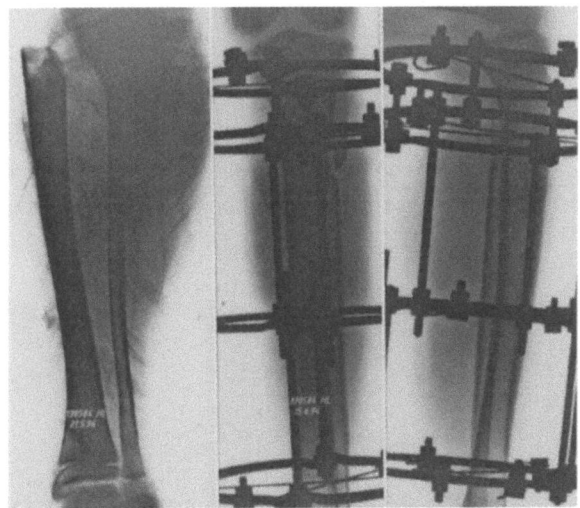

Abb. 3. Initial definitive Versorgung einer 2° offenen proximalen Unterschenkelfraktur mittels Ringfixateur nach Ilizarov.

Auch die Kombination beider Methoden hat sich sehr bewährt, indem der FixEx einerseits eine unzureichende Stabilität der ESIN überbrückt, jedoch nicht bis zur Ausheilung der Fraktur belassen werden muss, andererseits gleichzeitig auch zum Hochhängen des Beines verwendet werden kann.

Die ostheosynthetische Versorgung erfolgt in diesen Fällen unabhängig des Alters und richtet sich vollumfänglich nach den Bedürfnissen der Fraktur, Pflege und Rehabilitation.

Postprimäre Frakturversorgung

Unter der postprimären Versorgung verstehen wir eine Stabilisierung von Frakturen jenseits der 48–72-Stunden-Grenze.

Dabei hat sich die Art der Versorgung nach folgenden Gesichtspunkten zu richten:
- Eine einfache Rehabilitation ohne störende Implantate sollte möglich sein
- Geringer pflegerischer Aufwand (keine FixEx-Pflege) [4]
- Das Kind sollte sich möglichst frei bewegen können (z. B. Matratzenlager Abb. 5)

Somit sollte postprimär wenn immer möglich eine definitive, interne Versorgung angestrebt werden [12]. Dafür stehen uns in Abhängigkeit des Alters und der Größe des Kindes vor allem zwei Methoden zur Verfügung:
- Die elastisch-stabile intramedulläre Nagelung ESIN und [15]
- Die minimal invasive Plattenosteosynthese MIPO oder LISS (Abb. 4) [6]

Die Gründe für diese anzustrebende Behandlungsweise sehen wir in den drei oben aufgeführten Punkten [8, 17]. Dazu kommt noch der Umstand, dass Frakturen beim Polytrauma *auch im Kindesalter* erfahrungsgemäß eine längere Heilungszeit als üblich benötigen. Dies gilt vor allem auch für Kinder mit zusätzlichem SHT. Die interne Stabilisation ist somit *„heilungsdauerunabhängig"*, d. h. das Kind ist in keiner Weise durch eine verzögerte Heilung durch das Implantat gestört, wie dies z. B. durch einen FixEx

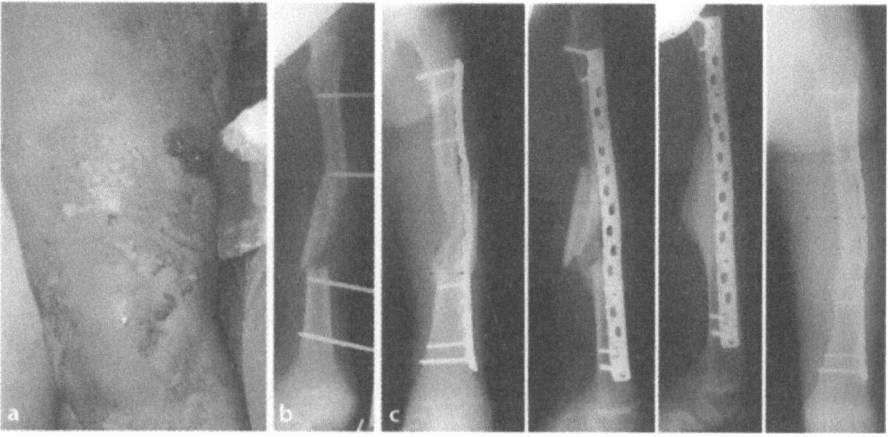

Abb. 4. 14-jähriger Junge mit 3° Verbrennung Oberschenkel (Benzin) und 2° offener Femur-Etagenfraktur, 50% Knochenverlust des mittleren Fragmentes; zusätzlich Oberschenkel und Unterschenkelfraktur(en) und distaler Vorderarmfraktur li im Rahmen eines Mopedunfalles. **a** Unfallbild, **b** primäre Versorgung mittels FixEx, **c** definitive Versorgung nach 4 Wochen mittels minimal invasiver Wellenplatten Osteosynthese. Vollständiger Einbau des Fragmentes nach 6 Monaten.

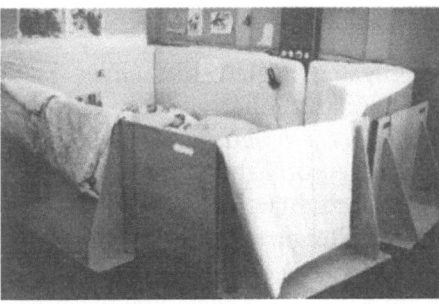 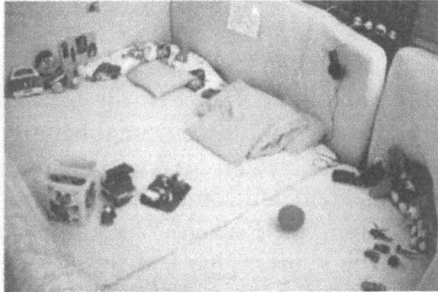

Abb. 5. Matratzenlager zur freien Lagerung und freiem Zugang für Ergo/und Physiotherapie sowie Pflege und Eltern. Voraussetzung: stabile, geschlossene Frakturversorgung.

durchaus der Fall sein kann (Abb. 1 und 3). Es sei hier betont, dass der Autor in keiner Weise gegen die definitive Frakturversorgung mittels Fixateur extern ist. Obwohl der Fixateur an unserer Klinik besonders aus orthopädischer Sicht sehr viel und routinemäßig angewendet wird ist nicht zu bestreiten, dass weder Kind noch Eltern den Fixateur lieben. Es geht viel mehr darum, auch in Notfallsituationen und bei schwierigen Fällen sich Gedanken über das „Danach" zu machen und in die Behandlungsstrategie mit einzubeziehen. Dies gilt im Besonderen im Hinblick auf eine spätere Rehabilitation resp. für Kinder, die auf Grund ihrer Gesamtsituation in der Nachbetreuung nicht adäquat mitmachen können.

Im Rahmen dieses Kapitels soll nicht auf die Technik der einzelnen Methoden eingegangen werden. Dafür stehen die entsprechenden OP-Techniken, respektive Fachliteratur zur Verfügung [6].

■ Frührehabilitation

Im Hinblick auf eine anzustrebende Frührehabilitation sind besonders bei Kindern mit zusätzlichen Frakturen hauptsächlich zwei Aspekte zu berücksichtigen:
- Das Grundleiden respektive das Grundproblem, z. B. SHT und die
- Fraktur(en)

Frührehabilitation bei mehrfachverletzten Kindern und Kindern mit SHT und Frakturen heißt, dass eine adäquate, stabile und schmerzfreie Lagerung der Extremitäten möglich sein sollte um z. B. Kontrakturen vorzubeugen, Extremitäten schmerzfrei durchbewegen zu können. Auch alle pflegerischen Verrichtungen sollten problemlos möglich sein und so gestaltet werden können, dass sie ebenfalls ein Teil der gesamten Rehabilitation sind [4].

Der Zeitpunkt an dem diese Maßnahmen beginnen sollten, wird gemeinsam mit dem Rehabilitationsteam besprochen und beginnt an unserer Klinik zwischen dem 2. und 3. Post-Unfalltag.

■ Zusammenfassung

Im Kindesalter stellen Frakturen die häufigsten Begleitverletzungen beim Polytrauma dar. Dabei ist die Schwere der Fraktur einerseits assoziiert mit der Hospitalisationszeit, unabhängig der andern Verletzungen (ausgenommen dem schweren SHT mit langdauernder Neurorehabilitation) und andererseits dem Outcome in Bezug auf Restmorbidität und Mortalität. Den Frakturen von Becken, Wirbelsäule und Schultergürtel kommen bezüglich Überleben vorrangige Bedeutung zu [9].

Im Rahmen des Polytraumas können im Kindesalter viele Frakturen primär definitiv versorgt werden. Auf jeden Fall sollte eine postprimäre Versorgung, d.h. zwischen dem 2. und 4. Unfalltag immer als definitive Versorgung geplant werden. Kinder mit zusätzlichem oder isoliertem SHT mit einem GCS unter 8 sollten wegen der Gefahr von zusätzlichen Komplikationen von Seiten des SHT immer postprimär einer operativen Frakturstabilisierung zugeführt werden.

Die Frakturversorgung im Rahmen des kindlichen Polytraumas sollte in allen Belangen optimal durchgeführt werden; das heißt der kindertraumatologisch erfahrene Chirurg ist gefragt und gefordert.

■ Literatur

1. Cramer KE (1995) The pediatric polytrauma patient. Clin Orthop (318):125-135
2. Dossett AB, Hunt JL, Purdue GF, Schlegel JD (1991) Early orthopedic intervention in burn patients with major fractures. J Trauma (7):888-892; discussion 892-893
3. Gobiet W (1995) Effect of multiple trauma on rehabilitation of patients with craniocerebral injuries Zentralbl Chir 120(7):544-550
4. Gregory P, Pevny T, Teague D (1996) Early complications with external fixation of pediatric femoral shaft fractures. J Orthop Trauma 10(3):191-198
5. Hargitai E, Kerner J, Barabas Z (1989) Grade III open fracture of the femoral diaphysis in a polytraumatized child. Magy Traumatol Orthop Helyreallito Seb 32(1):55-61
6. Heitemeyer U, Hierzolzer G (1991) Indications for a bridging plate osteosynthesis of compound femoral shaft fractures. Aktuelle Traumatol 21(5):173-181
7. Klein W, Pennig D, Brug E (1989) Use of unilateral external fixation in pediatric femur shaft fracture within the scope of polytrauma. Unfallchirurg 92(6): 282-286
8. Loder RT (1987) Pediatric polytrauma: orthopaedic care and hospital course. J Orthop Trauma 1(1):48-54
9. Loder RT, Gullahorn LJ, Yian EH, Ferrick MR, Raskas DS, Greenfield ML (2001) Factors predictive of immobilization complications in pediatric polytrauma. J Orthop Trauma 15(5):338-341
10. Malik I, Ludvikovsky J, Chvatal L, Bartl V (1989) Pediatric polytrauma. Beitr Orthop Traumatol 36(4):138-141

11. Norman D, Peskin B, Ehrenraich A, Rosenberg N, Bar-Joseph G, Bialik V (2002) The use of external fixators in the immobilization of pediatric fractures. Arch Orthop Trauma Surg 122(7):379–382
12. Nutz V, Katholnigg D (1994) Effect of femur stabilization in course of polytrauma in craniocerebral trauma. Unfallchirurg 97(8):399–405
13. Pfenninger J, Santi A (2002) Servere traumatic brain injury in children – are the results improving? Swiss Med Wkly 132:116–120
14. Rockwood ChA, Wilkins KE, Beaty JH (1996) Fractures in Children – 4th ed. Management of the Multiply Injured Child, Lippincott Raven, pp 83–95
15. Till H, Huttl B, Knorr P, Dietz HG (2000) Elastic stable intramedullary nailing (ESIN) provides good long-term results in pediatric long-bone fractures. Eur J Pediatr Surg 10(5):319–322
16. van der Sluis CK, Kingma J, Eisma WH, ten Duis HJ (1997) Pediatric polytrauma: short-term and long-term outcomes. J Trauma 43(3):501–506
17. Weise K, Weller S, Ochs U (1993) Change in treatment procedure after primary external fixator osteosynthesis in polytrauma patients. Aktuelle Traumatol 23(4):149–168
18. Yian EH, Gullahorn LJ, Loder RT (2000) Scoring of pediatric orthopaedic polytrauma: correlations of different injury scoring systems and prognosis for hospital course. J Pediatr Orthop 20(2):203–209
19. Poole GV, Miller JD, Agnew SG, Griswold JA (1992) Lower Extremity Fracture Fixation in Head – Injured Patients. J Trauma 32:654–659

6 Das kindliche Schädel-Hirn-Trauma – Standards und Besonderheiten

F. Schröder, M. Westphal

■ Einleitung

Das kindliche Schädel-Hirn-Trauma unterscheidet sich im Entstehungsmechanismus, aber auch in den Folgen des Früh- und Spätverlaufes von dem Schädel-Hirn-Trauma im Erwachsenenalter. Hierfür sind spezifische anatomische und physiologische Gegebenheiten im Kindesalter verantwortlich, auf die später eingegangen wird. Hieraus ergeben sich für Kinder, je nach Alter, spezielle Verletzungsformen.

■ Epidemiologie

Das Schädel-Hirn-Trauma ist, nicht nur in der Bundesrepublik Deutschland, die häufigste Todesursache im Kindesalter. Als Todesursache ist das kindliche Schädel-Hirn-Trauma ca. 5-mal häufiger als Leukämien und sogar 15-mal häufiger als Hirntumoren.

Kinder, welche eine Schädel-Hirn-Verletzung erleiden, zeigen eine zweigipflige Altersverteilung. Der erste Altersgipfel liegt zwischen 0 und 5 Jahren, der zweite Altersgipfel liegt über 15 Jahre.

Exakte Zahlen für die Inzidenz des Schädel-Hirn-Traumas liegen in der Bundesrepublik Deutschland nicht vor. In den USA wird die Inzidenz in der Altersgruppe zwischen 0 und 4 Jahren mit 150/100000 und in der Altersgruppe zwischen 15 und 24 Jahren mit 550/100000 geschätzt. Daraus ergibt sich in den Vereinigten Staaten von Amerika eine Gesamthäufigkeit von 150000 Fällen pro Jahr [9].

■ Unfallursachen

Bei Kindern unter 15 Jahren sind Verkehrsunfälle in 36% der Fälle Ursache für Schädel-Hirn-Verletzungen, wohingegen in der Altersgruppe zwischen 0 und 4 Jahren die nicht verkehrsbedingten Unfälle 22% der Schädel-Hirn-

Verletzungen ausmachen, und dieser Anteil nimmt mit zunehmenden Labensalter ab.

Die häufigste Ursache für Kopfverletzungen im Kindesalter ist der Sturz [2]. Stürze sind in Stadtgebieten nahezu doppelt so häufig wie in ländlichen Gebieten und in den Nachmittagsstunden am häufigsten. Der Sturz ist für etwa 12% aller Schädel-Hirn-Verletzungen im Kindesalter – und bei Kindern unter 3 Jahren mit 75,5% die häufigste Ursachen für Kopfverletzungen. Die meisten Stürze finden mit einem Anteil von 73,3% in der häuslichen Umgebung statt und werden gefolgt von Autounfällen (11%) und Kindesmisshandlungen mit einem Anteil von 4,4%. In der Gruppe der Kinder unter einem Jahr sind Stürze vom Wickeltisch, aus dem Bett, beim Steh- und Gehversuch, aber auch ein Sturz vom Arm die häufigste Unfallursache.

In der Altersspanne zwischen 6 und 10 Jahren sind Fußgänger und Beifahrer in PKW's am häufigsten in Unfälle mit einem schweren Schädel-Hirn-Verletzungen verwickelt.

Fahrradunfälle, welche ein schweres Schädel-Hirn-Trauma nach sich ziehen, betreffen vor allem die Altersgruppe zwischen 5 und 14 Jahren, wobei Jungen nahezu doppelt so häufig betroffen sind, wie Mädchen. Die Unfälle geschehen in der Regel in der Nähe der elterlichen Wohnung. Die häufigsten Verletzungsfolgen sind Kopf- und Halswirbelsäulenverletzungen. Auch hier sind Jungen nahezu 4-mal häufiger betroffen als Mädchen. Fahrradunfälle haben unter den Unfallursachen im Kindesalter die höchste Mortalität [19].

Reitunfälle spielen in der Häufigkeit der Ursache für Schädel-Hirn-Verletzungen eine untergeordnete Rolle. Im Falle eines Reitunfalles sind die Verletzungen jedoch häufig schwerwiegend [2].

Bei älteren Kindern bzw. Jugendlichen und jungen Erwachsenen treten Verkehrsunfälle mit aktiver Teilnahme am Straßenverkehr als Ursache schwerwiegender Schädel-Hirn-Verletzungen zunehmend in den Vordergrund.

Zusammenfassung der häufigsten Ursachen für kindliche Schädel-Hirn-Verletzungen:
- „Non-accidentental trauma"
- Sturz
- Verkehrsunfall als Fußgänger oder Beifahrer
- Fahrradunfälle
- Reitunfälle
- Verkehrsunfälle als Motorrad- oder Autofahrer (Jungfahrer)

Eine Besonderheit als Ursache für schwere Schädel-Hirn-Verletzungen im frühen Kindesalter ist das „non-accidental trauma" (Abb. 1). Dieser Begriff ist synonym zum battered child oder shaken baby syndrome [5] (auch whiplash shaken baby syndrome oder shaking impact syndrome genannt). Hiervon sind kleine Kinder, die in der Regel weniger als 12 Monate und häufig jünger als 6 Monate sind, betroffen. Das non-accidental trauma ist durch das synchrone Vorliegen von Verletzungen unterschiedlichen Alters

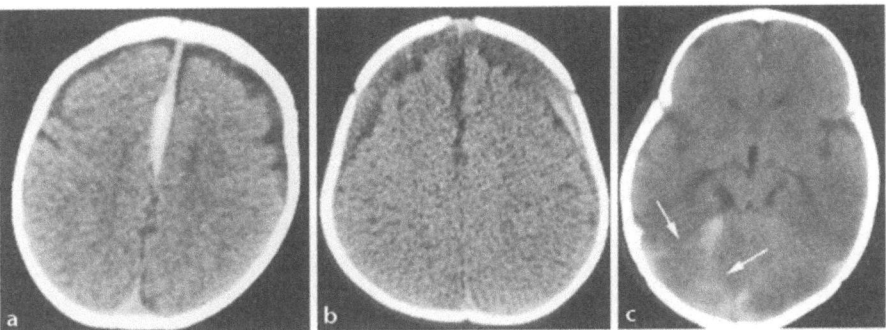

Abb. 1. Das CCT zeigt unterschiedlich alte Verletzungen. Man sieht ein akutes subdurales Hämatom im Interhemisphärenspalt (**a**). Darüber hinaus stellen sich chronische Subduralhämatome über beiden Hirnkonvexitäten (**b**) dar. Des Weiteren erkennt man, auch als frische Traumafolge, eine traumatische Subarachnoidalblutung über dem Tentorium (**c**). Bei Vorliegen unterschiedlich alter Schädel-Hirn-Verletzungen muss auch an ein non accidental trauma (näheres siehe Text) gedacht werden.

gekennzeichnet. Auch zeigen sich häufig mehrere Gewalteinwirkungen gegen den Kopf, die z.B. durch überkreuzt verlaufende Frakturlinien gekennzeichnet sind. Man findet in der bildgebenden Diagnostik auch nicht selten Residuen von früheren Hirnschädigungen.

■ Diagnostik

Vor jeglicher technischen Untersuchung steht die klinische Beurteilung des verletzten Kindes.
   Hierbei gilt es, die Bewusstseinslage, fokal neurologische Defizite und äußere Verletzungszeichen frischer und älterer Genese zu erfassen.
   Kleinkinder, aber auch Säuglinge zeigen meistens ein eher einheitliches klinisches Bild nach einem Unfall. Nach initialer Bewusstlosigkeit, welche in ca. 41% der Fälle auftritt, folgt ein „Labilitätssyndrom" in ca. 35% der Fälle. Dieses ist durch eine Agitiertheit und Gereiztheit gekennzeichnet. Es kommt zur Übelkeit und schließlich zum Einschlafen. In der Regel verhalten sich die Kinder nach 24 Stunden wieder normal.
   Zur Beurteilung und zur Einteilung des Schweregrades der Schädel-Hirn-Verletzung wurde die mittlerweile für Erwachsene allgemein anerkannte Glasgow-coma-scale (GCS) entwickelt. Diese Skala ist, insbesondere für Kleinkinder, nur bedingt anwendbar. Aus diesem Grunde wurde die Children's-coma-scale [11, 18] (CCS) (Tabelle 1) in Anlehnung an die GCS für Kinder modifiziert. Es wird die gleiche 3 bis 15 Punkte Skala wie in der GCS verwendet. Zur Beurteilung werden das Augenöffnen, die motorisch Reaktion und die verbale Reaktion herangezogen. Leider hat die Skala sich bislang noch nicht durchgesetzt.

Tabelle 1. Children's-coma-scale

1. Augenöffnen	
4	Spontan
3	Reaktion auf Ansprache
2	Reaktion auf Schmerz
1	Keine Reaktion
Beste motorische Reaktion	
6	Spontane Bewegungen (Aufforderungen werden befolgt)
5	Gezielte Schmerzabwehr
4	Wegziehen der Extremitäten auf Schmerzreize
3	Tonische Beugung auf Schmerz
2	Tonische Streckung auf Schmerz
1	Keine Reaktion
2. Beste verbale Reaktion	
5	Lächelt, reagiert auf Geräusche, verfolgt Gegenstände, reagiert adäquat
4	Schreien ist beruhigbar, inadäquate Reaktionen
2	Schreien ist nicht sicher beruhigbar, Stöhnen
3	Schreien ist nicht beruhigbar, reizbar, unruhig
1	Keine Reaktion

Auch für Neugeborene und Säuglinge wurde in Anlehnung an die GCS eine für die Altersgruppe speziell anwendbare Skala, nämlich die „neonatal arousal scale" [8] entwickelt (s. Tabelle 2). Auch diese Skala hat einen Punktwert zwischen 3 und 15 Punkten. Bewertet wird die beste Antwort auf Klingelgeräusche, die beste Reaktion auf Licht und die beste motorische Reaktion.

Nach Abschluss der klinischen Beurteilung folgen dann die technischen Untersuchungen. In der Akutdiagnostik liefert die craniale Computertomographie (CCT) die wichtigsten diagnostischen Informationen. Mit der CCT können sowohl knöcherne Verletzungen als auch extra-und intrazerebrale Hämatome diagnostiziert und im Verlauf beurteilt werden. Somit ist die CCT das wichtigste diagnostische Instrument in der Akutphase, aber auch für die Verlaufsbeurteilung (Abb. 2) intracranieller Verletzungen.

Bei Kinder mit noch offener Fontanelle, gelegentlich auch über ein Knochenschallfenster oder transorbital, kann die Ultraschalluntersuchung zur Verlaufsbeurteilung intracranieller Raumverhältnisse herangezogen werden. Mit dieser Methode können extra-und intrazerebrale Hämatome, der Grad der Hirnschwellung und die Weite des Ventrikelsystems beurteilt werden.

Über die Bestimmung der Flussgeschwindigkeit in den großen Hirnbasisarterien kann die transcranielle Dopplersonographie (TCD) Vasospasmen aufzeigen und diese im Verlauf beurteilen. Darüber hinaus liefert die TCD indirekt über den Pulsatilitätsindex bzw. über den Verlauf von systolischem und diastolischem Flussprofil Hinweise auf den intracraniellen Druck.

Selten in der Akutphase, sondern in späteren Phasen der Erkrankung liefert die Kernspintomographie Hinweise für Schädigungen im Hirnstamm.

Tabelle 2. Neonatal-arousal-scale

Beste Antwort auf ein Klingelgeräusch:	
■ Gesichts- und Extremitätenbewegungen	5
■ Grimassieren oder Zwinkern	4
■ Anstieg von Blutdruck oder Puls	3
■ Krampfen oder Streckreaktionen	2
■ Keine Reaktion	1
Beste Reaktion auf Licht:	
■ Zwinkern und Gesichts- oder Extremitätenbewegungen	4
■ Zwinkern	3
■ Krampfen oder Streckreaktionen	2
■ Keine Reaktion	1
Beste motorische Reaktion:	
■ Spontan:	
– Aktivitätsperioden abwechselnd mit Schlaf	6
– Gelegentliche Spontanbewegungen	5
■ Reiben auf Sternum:	
– Extremitätenbewegungen	4
– Grimassieren oder Gesichtsbewegungen	3
– Krämpfe oder Streckreaktionen	2
– Keine Reaktion	1

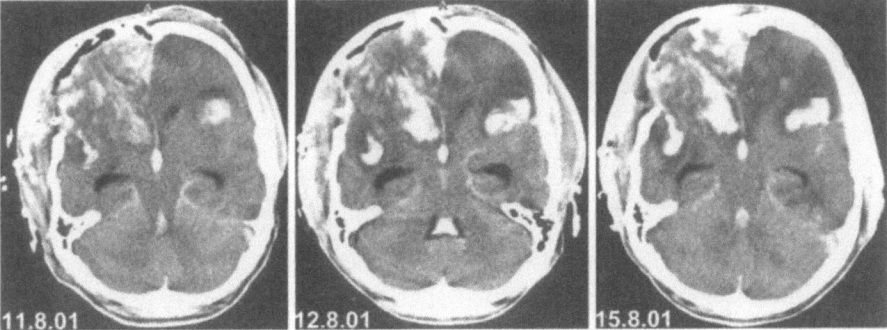

Abb. 2. Dargestellt ist der Verlauf eines schweren Schädel-Hirn-Traumas im zeitlichen Verlauf über 5 Tage. Man erkennt deutlich eine Zunahme der Blutungen in der frühen Traumaphase. Darüber hinaus zeigt sich im Verlauf eine Zunahme des perifokalen Ödems um die Läsion herum, und als Kosequenz der Zunahme des intracraniellen Volumens nimmt die Ventrikelweite ab.

Pathophysiologische und anatomische Besonderheiten des kindlichen Schädel-Hirn-Traumas

Aufgrund des recht großen Kopfes, der nicht ausreichend ausgebildeten Schutzreflexe und der schwachen Hals- und Nackenmuskulatur können recht geringfügig imponierende Verletzungen bei Kindern, insbesondere bei kleinen Kindern, ein schweres Schädel-Hirn-Trauma verursachen. Die fehlende Spongiosa und die feste Verbindung zwischen Dura mater und Knochen erklären die speziellen Frakturformen und das seltene Auftreten von Epiduralhämatomen im Kleinkindesalter.

Der bei Geburt hohe Wassergehalt des Gehirns von 85 bis 89% reduziert sich auf ca. 85% im Verlauf der ersten Lebensdekade (Der Wassergehalt des Gehirns im Erwachsenenalter beträgt im Vergleich 83%). Aus diesem Grund ist nach Verschluss der Fontanellen die geringe Compliance des kindliche Gehirns erklärbar.

Kindliche Gehirne haben, bedingt durch die noch nicht voll ausgereifte Blut-Hirn–Schranke, eine hohe Bereitschaft zur Ödembildung (Abb. 3).

Typische Verletzungsformen im Kindesalter

Ein diffuses Hirnödem (Abb. 3) findet man in 29% bei Kindern mit Schädel-Hirn-Trauma. Bei einer CCS von weniger als 8 Punkten beträgt die Häufigkeit 41%, bei einer CCS von mehr als 8 Punkten jedoch nur 15%. Das mittlere Alter von Kindern mit einer diffusen Hirnschwellung beträgt 5,9 Jahre. Bei den untersuchten Fällen findet sich ein erhöhtes intrazerebrales Blutvolumen, so dass die initiale Hirnschwellung hierdurch erklärt wird. Im Falle einer sekundären Verschlechterung, allein durch ein Hirn-

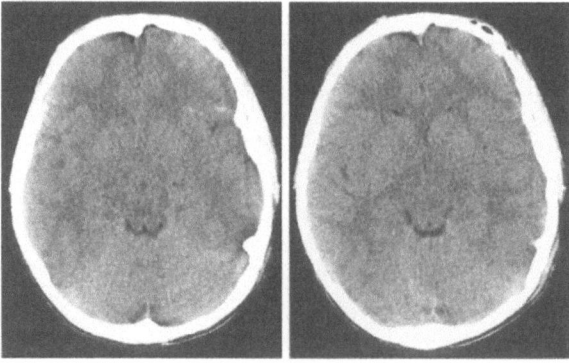

Abb. 3. Das kindliche Gehirn zeigt eine ausgeprägte Schwellungsneigung, was sich in der CCT in einer nahezu einheitliche Grauabstufung, komprimierten inneren Liquorräumen, einem verstrichenen Hirnwindungsrelief und aufgebrauchten basalen Zisternen darstellt.

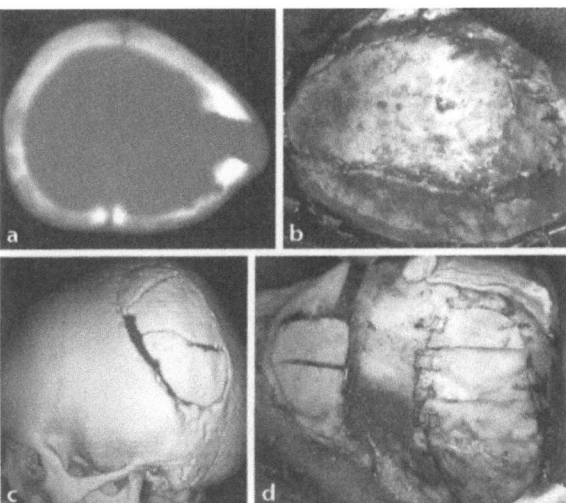

Abb. 4. Die Abbildung zeigt den Verlauf einer wachsenden Fraktur über acht Jahre. CT einer wachsenden Fraktur, durch die sich das Gehirn hervorpresst (**a**). OP-Photo nach initialer Deckung (**b**). Im weiteren Verlauf wurde bei dem zunehmend aktiven Jungen eine Palacosplastik angefertigt. Diese war durch diverse Stürze mehrfach gebrochen und mittlerweile auch zu klein (**c**), so dass schließlich eine definitive Tabula externa Plastik angefertigt wurde (mit Dank an Prof. Hältje, ZMK-Klinik, UKE).

ödem bedingt, spricht für eine gute Prognose. In anderen Fällen ist die Prognose als ungünstiger zu bewerten [4].

Die Häufigkeit von Schädelfrakturen im Kindesalter wird in einer retrospektiven Studie mit 10,7% angegeben. Die Altersgruppe unter 2 Jahren weist die höchste Fakturinzidenz, aber die geringste Hämatominzidenz auf. Keines der bei Aufnahme bewußtseinsklaren Kindern entwickelte trotz nachgewiesener linearer Kalottenfraktur ein Hämatom. Nur 1% aller bei Aufnahme wachen Kinder zwischen 3 und 10 Jahren mit linearer Kalottenfraktur entwickelte sekundär ein Hämatom, so dass eine lineare Kalottenfraktur kein Grund zur stationären Aufnahme ist. Umgekehrt ist die Frakturinzidenz bei Kindern über 10 Jahren am geringsten [16]. Dafür ist aber umgekehrt bei diesen Kindern die Blutungswahrscheinlichkeit am größten.

Eine Besonderheit im Kindesalter ist die wachsende Fraktur (Abb. 4). Ist die Dura bei darunterliegender intakter Arachnoidea zerrissen, so kann sich diese bei Liquordruckerhöhung in den Frakturspalt verwölben und die Fraktur langsam aufweiten. In diesen Fällen spricht man von einer wachsenden Fraktur. Die Therapie ist operativ und besteht in einer Rückverlagerung der vorgewölbten Arachnoidea und Verschluss der Duralazeration. Die Frakturlücke verschließt sich dann in der Regel ohne weitere Therapie.

Aufgrund der fehlenden Spongiosa kommt es im Säuglings- und Neugeborenenalter häufiger zu Impressionsfrakturen.

Bei Säuglingen und Kleinkindern dominieren subdurale Hämatome, bei Kindern über 3 Jahren finden sich häufiger Epiduralhämatome (Abb. 5a).

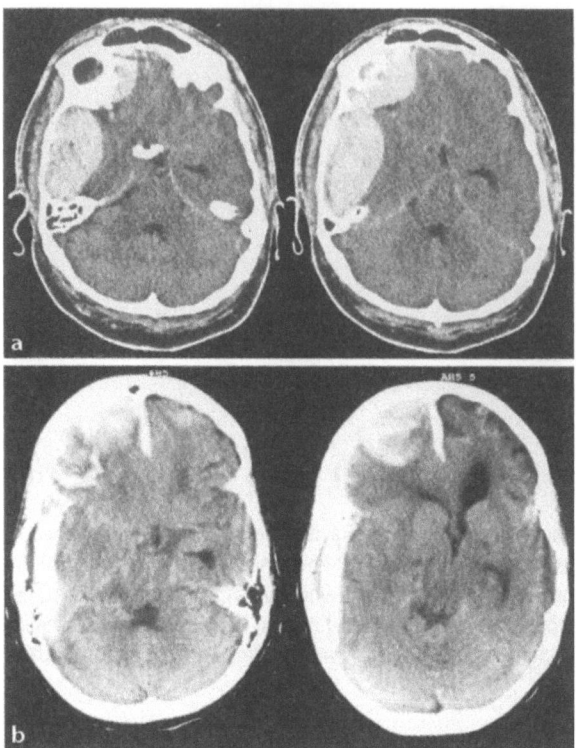

Abb. 5. Hier finden sich typische Blutungen als Traumafolge im Kindesalter. Zum einen ist ein klassisches Epiduralhämatom (**a**) über der rechten Hemisphäre dargestellt. Man erkennt die deutlichen Raumforderungszeichen ohne begleitende Hirnverletzung. Im Gegensatz hierzu kommt es beim akuten Subduralhämatom (**b**) auch bei kleineren Hämatomen zu einer deutlichen Schwellung des Gehirns aufgrund der direkten Hirnbeteiligung.

Alles in allem sind Epiduralhämatome im Kindes-und Jugendalter jedoch selten. Der noch weiche Knochen bricht nicht scharfkantig und verletzt nur selten die A. meningea media, welche noch nicht in einem knöchernen Kanal verläuft. Darüber hinaus ist die Dura am Knochen sehr adhärent. Sollte eine Fraktur im Verlauf der A. meningea media nachweisbar sein, so sollte an die Möglichkeit eines Epiduralhämatoms gedacht werden, und die Kinder müssen entsprechend überwacht werden. Bei Kindern sind ca. 4% der Epiduralhämatome im Bereich der hinteren Schädelgrube lokalisiert. Die Therapie besteht in einer rechtzeitigen Trepanation über dem Hämatom, und die Prognose ist bei frühzeitiger Therapie insgesamt gut. Die Prognose ist abhängig vom Ausmaß der Hirnkompression vor Entlastung des Hämatoms. Die Gesamtmortalität wird mit 9 bis 15% angegeben [6, 7].

Akute subdurale Hämatome (Abb. 5b) entstehen nach starker Gewalteinwirkung auf den Kopf. Bei Säuglingen können aber auch leichte Gewalteinwirkungen, wie z.B. der Sturz vom Wickeltisch, durch die Verformbarkeit des Schädels mit Abriss einer Brückenvene zu einem solchen Hämatom führen. Für den frühen Verlauf ist das schreiende Kind mit blassem Gesicht und tonischen Krämpfen, gefolgt von Bewusstlosigkeit mit einem möglichen freien Intervall typisch. In seltenen Fällen kann es unter der Geburt zu einem akuten Subduralhämatom kommen. Aufgrund der nur leichten Hirnverletzung ist die Prognose insgesamt gut und die Mortalität liegt bei etwa 8%. Bei geschlossener Fontanelle stellt das akute Subduralhämatom eine schwere Traumafolge dar, so dass in diesen Fällen die Prognose von der Hirnschädigung abhängig ist [1]. Die Therapie besteht in einer großen Entlastungstrepanation mit Duraerweiterungsplastik zur Rekrutierung von Reserveräumen.

Chronisch subdurale Hämatome oder Hygrome, also eiweißreiche Flüssigkeitsansammlungen mit Beimengungen alten Blutes findet man am häufigsten bei Säuglingen und Kleinkindern mit einem Alter bis zu 6 Monaten. Solche Hämatome sind meist doppelseitig lokalisiert, und in der Regel ist vorheriges Trauma nicht nachweisbar. Durch das parietale und viszerle Durablatt ist die Flüssigkeit abgekapselt, und insbesondere durch das viszerale Durablatt wird das Gehirn an seiner Ausdehnung gehindert, während der Schädel hydrozephal wächst. Die Symptome sind Lethargie, eine gespannte Fontanelle, Erbrechen, eine verzögerte motorische und geistige Entwicklung, gestaute Kopfvenen und Erbrechen. Die Therapie erfolgt bei offener Fontanelle über eine sopnographisch gestützte Punktion des Ergusses. Ansonsten erfolgt die Therapie über eine Bohrlochtrepanation. Bei erfolgreicher Behandlung ist die Prognose bezüglich körperlicher und geistiger Entwicklung gut.

Intrazerebrale Hämatome sind im Kindesalter, auch im Säuglingsalter häufiger als in der Vor-CT-Ära angenommen. Die Behandlung, also die operative Entlastung ergibt sich bei Größenzunahme oder bei neurologischer Verschlechterung.

Durch axiale Gewalteinwirkung gegen das Gehirn, also Kraftvektoren in Verlaufsrichtung der absteigenden Bahnen, kann es zu einem diffus axonalen Trauma kommen. Man erkennt in der Regel keine größeren parenchymatösen Läsionen bei einem primär schlechten Score in der CCS.

Man findet bei Kindern seltener äußere, also an der Hirnoberfläche lokalisierte, Prellungsherde. Durch die Bereitschaft des kindlichen Gehirns zur ausgeprägten Schwellung, kommt es rasch zu einer diffusen Raumforderung. Bei Versagen konservativer Therapiemaßnahmen ist im Kindesalter als ultima ratio über eine ein- oder doppelseitige Entlastungstrepanation mit Duraerweiterungsplastik zu entscheiden.

Überproportional häufig findet man im Kindesalter traumatische Stammganglienblutungen, ventrikelnahe traumatische Intracerebralhämatome (Abb. 6) und Hirnstammkontusionen. Auch zeigen Kinder mit Schädel-Hirn-Verletzungen eine ausgeprägte Neigung zur Hypoxie mit konsekutiver Ischämie und daraus resultierenden Infarkten nach diffuser Hirnschwellung.

Eine Besonderheit im Kindesalter sind ligamentäre Verletzungen am cranio-cervicalen Übergang. Diese sind durch den überproportional großen

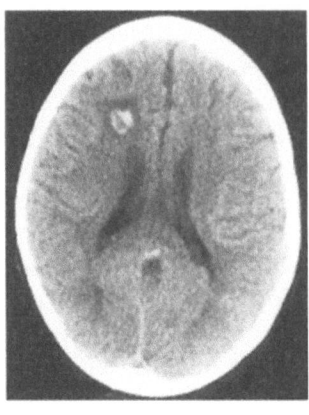

Abb. 6. Typisch für kindliche Hirnverletzungen sind tief gelegene traumatische Hämatome. Exemplarisch ist eine tief gelegene traumatische intracerebrlae Blutung im rechts frontalen Marklager auf dem Ventrikeldach dargestellt.

und schweren Kopf bei schwach ausgebildeter Nackenmuskulatur erklärt. Als Folge kann es zu Luxationen am cranio-cervicalen Übergang, aber auch im Bereich der Halswirbelsäule kommen, ohne das eine solche Verletzung in der Nativdiagnostik erkennbar sein muss.

Management am Unfallort und in der Klinik

Prognostisch ungünstige Faktoren sind zum einen die Hypoxie, zum anderen die Hypotonie [17]. Zur Vermeidung von Sekundärschäden, die sich hieraus ergeben können, sollte der Blutdruck gestützt werden, und die Kinder sollten frühzeitig am Unfallort intubiert werden. Auch muss eine feste Halskrawatte am Unfallort angelegt werden, wenn das Kind klinisch nicht beurteilbar ist.

Nach Stabilisierung und Diagnostik in der weiterversorgenden Klinik muss, so eine operationspflichtige Schädel-Hirn-Verletzung vorliegt, diese umgehend therapiert werden, da das Schädel-Hirn-Trauma für die Gesamtprognose entscheidend verantwortlich ist.

Analog zum Schädel-Hirn-Trauma im Erwachsenenalter muss ein schweres Schädel-Hirn-Trauma entsprechend einer CCS von 8 und weniger Punkten mit einer Hirndruckmesssonde versorgt werden. Die Methode der Wahl ist in der heutigen Zeit eine intraparenchymatös lokalisierte Hirndruckmesssonde. Man kann die Sonde auf der traumadominanten Seite oder kontralateral zur betroffenen Seite platzieren. Auch ist über die Platzierung einer parenchymatös gelegenen Sonde zur Messung der Gewebeoxymetrie zu entscheiden.

Nach Versorgung der operationspflichtigen Verletzungen schließt sich dann die Intensivtherapie an. Hier kann der Zeitpunkt weiterer diagnostisch technischer Maßnahmen von einem intensiven Neuromonitoring determiniert werden. Insbesondere ist eine frühzeitige aggressive Hirndrucktherapie erforderlich. Aufgrund der Ödemneigung im Kindesalter, aber auch aufgrund eines „cerebral salt wasting syndromes", eines cerebralen Salzverlustes noch näher zu klärender Ätiologie, ist auf ein subtiles Flüssigkeitsmanagement zu achten.

Allgemeine Prognose

Circa 3% aller Kinder mit schwerem Schädel-Hirn-Trauma versterben am Unfallort und weitere 3% sterben im Krankenhaus [14].

Die Prognose einer kindlichen Schädel-Hirn-Verletzung ist von der Schwere des erlittenen Traumas, vom initialen Neurostatus – also der Dauer der Bewusstlosigkeit, von Sekundärkomplikationen, also vom Auftreten einer Hypoxie oder einer Kreislaufdepression abhängig.

30% aller Kinder mit einer initialen CCS von weniger als 8 Punkten versterben, 16% bleiben apallisch oder zeigen schwere Beeinträchtigungen, aber 52% erholen sich gut [20]. Die Letalität ist nicht abhängig von Altersgruppen, und die Hälfte aller Todesfälle liegen innerhalb der ersten 72 Stunden nach Trauma.

Kinder mit einer GCS von 3–4 Punkten weisen eine Letalität von 70% auf und 15% entwickeln ein apallisches Syndrom. Bei einer GCS von 5–8 Punkten sinkt die Letalität auf 14,3% und der Anteil von Apallikern oder schweren Defektheilungen beträgt 16,7%, und der Unterschied ist hoch signifikant [20].

Bei einer Komadauer bis zu zwei Wochen erholen sich Kinder vollständig oder zeigen milde Beeinträchtigungen. Geht die Komadauer über zwei Wochen hinaus, so beträgt der Anteil der schweren Defektheilungen 75%.

Bei Tonuslosigkeit und Strecksynergien beträgt die Letalität 41%, aber in etwa 40% der Fälle kann man mit einer guten Erholung rechnen. Bei Beugereaktionen ist die Letalität lediglich 12%. Auch hier ist der Unterschied signifikant.

Bei 25% aller Kinder mit beidseitig weiten Pupillen, einem Phänomen mit infauster Prognose im Erwachsenenalter, zeigen immerhin 25% der Kinder eine befriedigende Erholung [20].

Auch der intracranielle Druck (ICP) ist ein wichtiger prognostischer Parameter. Bei einem ICP zwischen 20 und 40 mmHg beträgt die Letalität 28%, bei einem dauerhaften ICP über 40 mmHg beträgt die Mortalität 100% [3, 10].

Kinder unter 5 Jahren haben eine höhere Wahrscheinlichkeit auf eine gute Erholung als Kinder über 5 Jahren [3].

Spätfolgen

Die Gesamthäufigkeit von Krampfanfällen liegt bei Kindern bei ca. 10% [11] und ist in der Altersgruppe bis zu 3 Jahren mit knapp 12% häufiger. Ein schweres Schädel-Hirn-Trauma, ein diffuses Hirnödem und das Vorliegen eines akuten Subduralhämatoms erhöhen die Anfallsbereitschaft. Die Anfallshäufigkeit ist abhängig vom initialen GCS und nimmt mit zunehmenden GCS ab.

Neuropsychologische Störungen bilden sich mit zunehmendem Abstand vom erlittenen Trauma zunehmend zurück. Die deutlichste Besserung findet im 4. und 5. Jahr nach Trauma statt. 23,7% aller Kinder zeigen 5 Jahre nach Trauma noch eine neuropsychologische Beeinträchtigung.

Fokal neurologische Störungen bilden sich schlechter zurück. 5 Jahre nach Trauma zeigten noch 38% aller Kinder unter 9 Jahren und 31% aller Kinder über 9 Jahren fokal neurologische Defizite [13].

Innerhalb der ersten 5 Jahre nach Trauma hatten 72% aller Kinder einen normalen Schulverlauf, aber immerhin 25,7% hatten unfallbedingte schulische Schwierigkeiten [15].

29% aller Kinder beklagen nach dem Trauma Kopfschmerzen.

Fortschritte und vorbeugende Maßnahmen

Aufklärung und Prävention, aber auch die Einführung von Helmen auch für Fahrradfahrer, die Anschnallpflicht und insbesondere eine Verbesserung des Rettungswesens führten zu einer Verbesserung der Prognose kindlicher Schädel-Hirn-Verletzungen.

In den USA gibt es seit Mai 1990 eine Initiative mit dem Namen „think first". Diese Initiative geht aus dem von den beiden großen amerikanischen neurochirurgischen Fachgesellschaften (Congress of Neurological Surgeons (CNS) und American Association of Neurological Surgeons (AANS)) im Jahre 1986 begründeten „National Head and Spinal Cord Injury Prevention Program" hervor. Ziel dieser Initiative ist die Vermeidung von Unfällen durch Präventionsprogramme und pädagogische Maßnahmen insbesondere für Kinder und Jugendliche. Die Effizienz des Programms zeigt sich durch eine zunehmende Akzeptanz der angesprochenen Zielgruppen und durch die Resonanz von Eltern und öffentlichen Institutionen.

Ähnliche, aus den entsprechenden Fachgesellschaften hervorgehende, Initiativen wären auch in der Bundesrepublik Deutschland wünschens- und anstrebenswert.

Literatur

1. Aoki N, Masuzawa H (1984) Infantile acute subdural hematoma. Clinical analysis of 26 cases. J Neurosurg 61:273-280
2. Bixby-Hammett DM (1987) Accidents in equestrian sports. Am Fam Physician 36:209-214
3. Berger MS, Pitts LH, Lovely M et al (1978) Outcome following severe head injuries in hildren. J Neurosurg 48:679-688

4. Bruce DA, Alavi A, Biluniak L et al (1981) Diffuse cerebral swellingfolloeing head injuries in children: the syndrome of „malignant brain edema". J Neurosurg 54:170-178
5. Cafey J (1972) On zhe zheory and practice of shaken infants. Its potentiaal residual effects of permenent brain damage and mental retardation. Am J Dis child 124:161-169
6. Choux M, Grisoli F, Peragut JF (1975) Extradural hematomas in children. 104 cases Childs Brain 1:337-347
7. Dhellemmes P, Lejeune J-P, Christianes J-L, Combelles G (1985) Traumatic extradural hematomas in infancy and childhood. Experience in 14 cases. J Neurosurg 62:861-864
8. Duncan C, Ment LR, Smith B, Ehrenkanz RA (1981) Scale of assessment of neonatal neurological status. Childs Brain 8:299-306
9. Duncan C, Ment LR, Ogle E (1989) Traumatic injury to the developing brain. In: Marlin AE (ed) Concepts pediatr neurosurg. Karger, Basel, pp 211-229
10. Esparaza J, Portillo JM, Sarabia M et al (1985) Outcome in children with severe head injuries. Childs Nerv Syst 1:109-114
11. Hahn YS, Fuchs S, Flannery AM et al (1988) Factors influencing posttraumatic seizures in children. Neurosurgery 22:864-867
12. Ivan LP, Choo SH, Ventureyra EC (1983) Head injuries in childhood: A 2-year survey. Can Med Assoc J 128:281-284
13. Klonoff H, Low MD, Clark C (1977) Head injuries in children: a prospective five years follow up. J Neurol Neurosurg Psychiat 40:1211-1219
14. Kraus JF, Fife D, Conroy C (1897) Pediatric brain injuries: the nature, clinical course and early outcomes in a defined United States' Poulation. Pediatrics 79:501-507
15. Lanzi G, Balottin U, Bogatti R et al (1985) Late postraumatic headache in pediatric age. Cephalgia 5:211-215
16. Mann KS, Chan KH, Yue CP (1986) skull fractures in children: their assessment in relation to developmentaloskull changes an acute intracranial hematomas. Childs Nerv Syst 2:258-261
17. Miller JD, Sweet RC, Narayan R (1978) Early insults to the injured brain. JAMA 240:439-442
18. Raimond IAJ, Hirschauer J (1984) Head injury in infant and toddler. Childs Brain 11:12-35
19. Selbst SM, Alexander D, Ruddy R (1987) Bicycle-related injuries. Am J Dis Child 141:140-144
20. Zuccarello M, Zampieri P, Zanardi L, Andrioli GC (1987) Severe head injury in children: early prognosis and putcome. Childs Nerv Syst 1:158-162

7 Das Thoraxtrauma im Kindesalter

H. TILL

Eine erfolgreiche Behandlung von Kindern mit Thoraxtrauma erfordert die Kenntnis spezifischer anatomischer und pathophysiologischer Faktoren [5]. Der nachfolgende Beitrag kann zwar nicht alle notwendigen Informationen im Detail darstellen, soll aber ein grundlegendes Verständnis für die Problematik vermitteln.

Bei Kindern, die wegen eines Traumas in die Klinik eingewiesen werden, schwankt die Häufigkeit einer Beteiligung des Brustkorbes zwischen 0,1 und 30% aller Fälle [5, 16]. Trügerisch bei der Evaluation solcher Patienten ist vor allem, dass schwerwiegende thorakale Verletzungen auch ohne äußere Stigmata vorliegen können und dass sie deswegen oftmals übersehen werden [16, 17,19].

Ätiologisch stehen stumpfe Unfallursachen im Vordergrund [6, 13], meist wird das Kind bei Verkehrsunfällen als Insasse, Fußgänger und Fahrradfahrer verletzt oder stürzt beim Spielen aus signifikanter Höhe. In Einzelfällen liegen Misshandlungen vor [5, 13, 16]. Penetrierende Verletzungen des Brustkorbes sind in Deutschland eher die Seltenheit, während sie in urbanen Gegenden der USA bis zu 35% ausmachen können [19].

Zwei prinzipielle Besonderheiten prägen die Pathophysiologie eines Thoraxtraumas im Kindesalter. Physikalisch liegt gerade bei Verkehrsunfällen ein größeres Ungleichgewicht vor, weil dieselbe Kraft auf eine kleinere Masse trifft, so dass stärkere Beschleunigungen entstehen [1]. Physiologisch ist das Skelett des Kindes elastischer, durch die vermehrte Compliance des Brustkorbes wird die traumatische Kraft weniger von den Rippen absorbiert und statt dessen verstärkt nach intrathorakal transmittiert, so dass es beim Kind eher zu inneren Verletzungen kommen kann. Die Schockwellen führen zu Kompressions- und Scherkräften mit Gewebszerreißungen [1]. Häufigste Unfallfolgen sind die Lungenkontusion, der Pneumothorax und ein Hämatothorax [4-6, 11, 20]. Die Wahrscheinlichkeiten dieser Komplikationen variieren in der Literatur zwischen 15 und 55% [5, 6, 11, 20], bemerkenswert ist zudem eine Angabe von Nakayama, dass etwa 25% aller Pneumothoraces unter Spannung stehen können [13]. Rippenserienfrakturen mit klinischer Instabilität der Thoraxwand sind im Kindesalter ebenso eine Rarität [13], wie Verletzungen von Trachea, Bronchien, zentralen Gefäßen, Herz oder Zwerchfell [4, 5, 8, 22].

Bereits bei der Primärversorgung spielt die adäquate Einschätzung des Thoraxtraumas eine entscheidende Rolle, denn es gilt neben dem Schädelhirntrauma als wichtiger prediktiver Faktor für den Behandlungserfolg [6].

Als internationaler Standard zur Graduierung einer Verletzung gilt neben dem ISS (Injury Severity Score, 9, 14, 20) vor allem der PTS (Pediatric Trauma Score 7, 12, 21), welcher zur Einschätzung der Verletzungsstärke eines Kindes validiert wurde [21]. Die Bedeutung beider Scoring-Systeme liegt in der statistisch nachgewiesenen Korrelation mit dem potentiellen Mortalitätsrisiko des Patienten [9, 13, 20]. Ein spezielles Scoring-System für das Thoraxtrauma stellt die Sektion III des AIS (Abbreviated Injury Scale) dar, welche direkt Verletzungen am Brustkorb berücksichtigt [9].

Die routinemäßige Anwendung eines Scores bei der klinischen Versorgung eines Kindes mit schweren Verletzungen und möglichem Thoraxtrauma ist deswegen entscheidend, weil die Graduierung eine unmittelbare Konsequenz für das klinische Management haben kann [11].

Nach einer notfallmäßigen Erstbehandlung des verletzten Kindes muss auch bei der körperlichen Untersuchung in einer Kinderklinik die klinische Evaluation des Thorax eine zentrale Rolle spielen [11]. Obwohl diese Kinder meist mehrfach verletzt sind und die Behandlung begleitender Pathologien, wie das Schädelhirntrauma oder die Extremitätenfraktur, primär im Vordergrund zu stehen scheinen, hängt doch die ausreichende Oxygenierung dieser Kinder von der adäquaten Einschätzung des Thoraxtraumas ab [11].

Im diagnostischen Algorithmus steht die radiologische Bildgebung an erster Stelle. Konventionelle Röntgenbilder des Thorax in 2 Ebenen stellen verlässlich Frakturen dar [18] und können Hinweise auf Organbeteiligungen geben. Allerdings ist die Aussagekraft vor allem von mobilen Geräten (Stichwort: Bettaufnahmen) beschränkt [10]. Außerdem können selbst schwere Lungenkontusionen, obwohl klinisch evident, auf dem ersten Röntgenbild noch nicht erfasst sein (Abb. 1). Ursächlich ist einerseits die begrenzte Sensitivität des konventionellen Röntgenbildes, weil es die Gewebealterationen aus unterschiedlichen Schichten nur als Summation des ge-

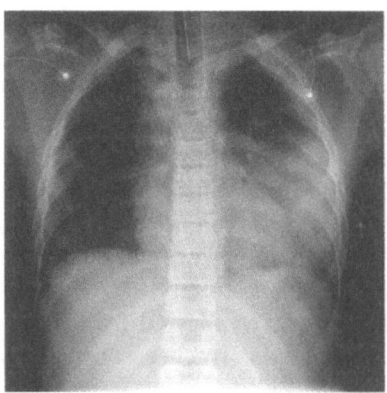

Abb. 1. Initiales Thorax-Röntgenbild eines 14-jährigen Jungen mit Thoraxtrauma nach Verkehrsunfall. Links sind vor allem im Mittel-/Unterfeld bereits Verdichtungen zu erkennen. Die rechte Lunge kommt (noch) ohne Transparenzminderung zur Darstellung, das Mediastinum erscheint etwas verbreitert.

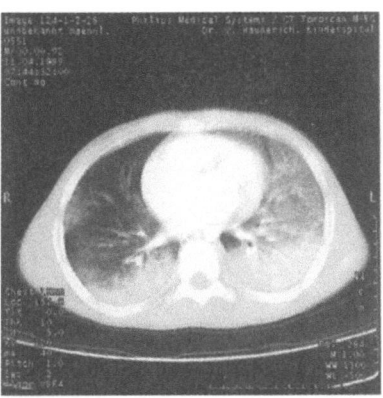

Abb. 2. Computertomographie des Thorax von demselben Jungen, unmittelbar nach Anfertigung des konventionellen Röntgenbildes (siehe Abb. 1). Die Sensitivität ist vergleichsweise höher, denn man erkennt hier nicht nur die Dichtezunahme der linken Lunge, vor allem dorsal, sondern auch die deutlichen Parenchymveränderungen rechts.

samten Strahlenganges darstellt [15]. Diesbezüglich haben Schichtbildverfahren und insbesondere die Computertomographie eine wesentlich höhere Sensitivität [18]. Sie erlaubt eine frühzeitige und exakte Beurteilung von Lokalisation und Ausmaß der Lungenkontusion, eines Hämatothorax und Pneumothorax [18] (Abb. 2). Ferner lassen sich mediastinale Komplikationen wie Herz- und Gefäßverletzungen identifizieren [18]. Da die Befunde aus der Computertomographie oftmals eine direkte Konsequenz für das klinische Management der Kinder haben, fordern heute zahlreiche Autoren, dass die Computertomographie ein integraler Bestandteil in der Erstversorgung des Thoraxtraumas sein sollte [4, 11, 18]. Andererseits entwickelt sich die Dichtezunahme des Lungenparenchyms erst allmählich, bis sie nach einer Latenz von mehreren Stunden als Opakifikation im Röntgenbild nachweisbar wird [15] (Abb. 3). Deswegen sind regelmäßige Kontrollen des konventionellen Röntgenbildes im Verlauf der Behandlung wichtig und oft auch ausreichend. Bei Verletzungen von Herz und Gefäßen, Ösophagus und Bronchien muss zusätzlich eine differenzierte Abklärung in Abhängigkeit vom Zustand des Patienten erfolgen [22].

Im Mittelpunkt der Behandlung von Kindern mit Thoraxtrauma steht die Therapie einer Lungenkontusion und der daraus resultierenden respiratorischen Insuffizienz. Pathophysiologisch kommt es durch die Gewalt zu Scherkräfte auf die Lunge [1], welche zur Zerreißung von Parenchymanteilen führen. Als Folge entstehen Leckagen kleinerer Gefäße mit Austritt von Blut in die Alveolen oder Blut und/oder Luft in den Pleuraspalt. Atelektasen, interstitielle Ödeme und pro-inflammatorische Reaktionen führen zu einem gestörten Ventilations-Perfusionsverhältnis mit drohender Hypoxie.

Therapeutisch wegweisend erscheint die Blutgasanalyse und die Berechnung des Oxygenierungs-Indexes als Ausdruck des Sauerstoffbedarfs ($OI = PaO_2/FiO_2 < 250$). Die Indikation zur Intubation sollte darüber hinaus

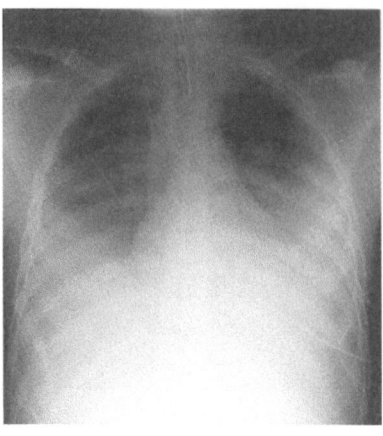

Abb. 3. Konventionelle Verlaufskontrolle des Thorax (nach 12 Stunden) des 14-jährigen Jungen. Die Verschattungen in beiden Lungen haben deutlich zugenommen.

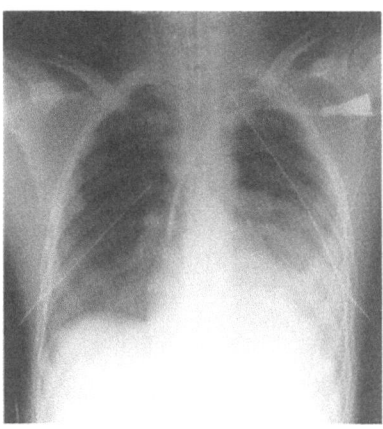

Abb. 4. Röntgenkontrolle des Thorax vom selben Jungen, jetzt nach Anlage einer Thoraxdrainage rechts und links zur Entlastung des beidseitigen Hämatothorax.

den Status des Kindes insgesamt respektieren (andere Vitalzeichen, Schädelhirntrauma, Kombinationsverletzungen, Frakturen etc.). Intensivmedizinisch sollten im Einzelfall neben der konventionellen Respiratorbehandlung mit PEEP auch die NO-Applikation oder Hochfrequenzoszillation eingesetzt werden.

Die Mehrzahl von Kindern mit Thoraxtrauma bedürfen lediglich der Anlage von Thoraxdrainagen zur Entlastung eines Hämato- oder Pneumothorax [4, 6, 11, 19]. Diese werden in der Regel, und anders als beim Erwachsenen, nicht über eine Minithorakotomie, sondern durch direkte perkutane Punktion angelegt (Abb. 4).

Frühzeitige Komplikationen wie die Entwicklung des ARDS oder einer Pneumonie sind am Verlauf des Oxygenierungsindex gut einzuschätzen. Grundsätzlich sollten alle Kinder mit schwerer Lungenkontusion antibiotisch behandelt werden, da etwa 20–30% aller Patienten eine Pneumonie in den betroffenen Abschnitten entwickeln können [1, 5] und bis zu 35% da-

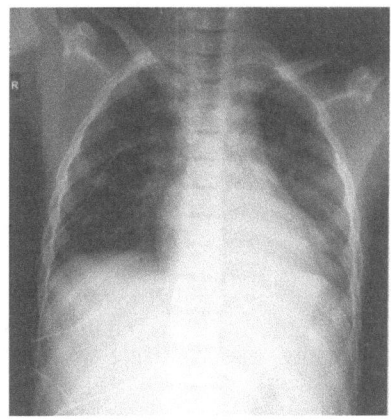

Abb. 5. Abschließende radiologische Kontrolle des Thorax des 14-jährigen Jungen nach Extubation und Entfernung beider Thoraxdrainagen.

von ein Empyem oder Abszess ausbilden können [19]. Weiterführende Medikationen wie beispielsweise Katecholamine oder Glucocorticoide sind individuell zu entscheiden. Adjuvante Strategien wie die Physiotherapie und Lagerungsmanöver (Luftkissen-Schaukelbett) sollten dagegen grundsätzlich durchgeführt werden.

Bei unkompliziertem Verlauf können sich Kinder mit schwerer Lungenkontusion innerhalb von 3–7 Tagen unter optimaler Therapie stabilisieren [1]. Als radiologisches Korrelat sollte eine Regredienz der Verdichtungen nachweisbar sein (Abb. 5). Entsprechend dieses Verlaufs und der ursächlichen Pathologie muss die Beatmung adaptiert werden und die Drainagepflicht geprüft werden.

Außer der Anlage einer Thoraxdrainage sind Indikationen zur chirurgischen Intervention beim stumpfen Thoraxtrauma des Kindes selten [4, 8, 22] und betreffen die wenigen Fälle von Tracheal-/Bronchialverletzungen, Beteiligungen des Ösophagus oder zentraler Gefäße. Die notwendigen Prozeduren sind meist komplex und oft erst intraoperativ endgültig zu entscheiden. Sie erfordern ein Höchstmaß an Expertise, um den richtigen Eingriff zum richtigen Zeitpunkt durchführen zu können.

Die Prognose von Kindern mit Thoraxtrauma ist bei adäquater Therapie in der Regel gut. Peclet und andere Autoren beschreiben für das isolierte Thoraxtrauma mit Lungenkontusion eine Heilungsrate von über 60%, moderate Residuen in 5–14% und eine Mortalität von etwa 3–5% [3, 13, 16], welche allerdings bei einer Beteiligung des Herzens oder zentraler Gefäße auf bis zu 75% ansteigen kann [5, 16]. Die Kontusio cordis spielt eher eine untergeordnete Rolle mit guter Prognose [22]. Bei Kombination des Thoraxtraumas mit extrathorakalen Verletzungen hängt die Prognose des Kindes im Wesentlichen vom Verlauf der assoziierten Pathologie ab, und hier spielt das Schädelhirntrauma eine herausragende Rolle. So kann die Mortalitätsrate bei Traumatisierungen von Thorax plus Abdomen auf circa 20% und bei Thorax plus Schädelhirntrauma auf bis zu 35% ansteigen [5].

Ob Kinder im Vergleich zu Erwachsenen eine bessere Chance nach einem Thoraxtrauma erwartet, wird in der Literatur unterschiedlich bewertet. So konnte Nakayama [13] einerseits zeigen, dass der Verlauf in der pädiatrischen Population insgesamt benigner war im Hinblick auf Behandlungsdauer, Komplikationen und Letalität. Allen [2] allerdings korrelierte die Daten von Kindern und Erwachsenen mit Lungenkontusion und fand hinsichtlich Beatmungsdauer, ARDS, Pneumonie oder Sterberate keinen günstigeren Outcome für die Kinder.

Zusammenfassend stellt das Thoraxtrauma zwar eine seltene, aber prognostisch entscheidende Komplikation des verletzten Kindes dar. Es gilt als prädiktiver Faktor und nimmt deswegen, von der Erstversorgung bis zur Genesung, eine zentrale Rolle bei der Behandlung von polytraumatisierten Kindern ein.

Literatur

1. Allen GS, Cox CS (1998) Pulmonary contusion in children: Diagnosis and management. South Med J 91:1099–1106
2. Allen GS, Cox CS Jr, Moore FA, Duke JH, Andrassy RJ (1997) Pulmonary contusion: are children different? J Am Coll Surg 185:229–233
3. Black TL, Snyder CL, Miller JP, Mann CM Jr, Copetas AC, Ellis DC (1996) Significance of chest trauma in children. South Med J 89:494–496
4. Ceran S, Sunam GS, Arbas OK, Gormus N, Solak H (2002) Chest trauma in children. Eur J Cardio-thoracic Surg 21:57–59
5. Cooper A, Barlow B, DiScala C, String D (1994) Mortality and truncal injury. The pediatric perspective. J Pediatr Surg, pp 33–38
6. Crankson SJ, Fischer JD, Al-Rabeeah AA, Al-Jaddan SA (2001) Pediatric thoracic trauma. Saudi Med J 22:117–120
7. Drongowsky RA, Coran AG, Maio RF, Polley TS Jr (1993) Trauma score, accident deformity codes, and car restraints in children. J Pediatr Surg 28:1072–1075
8. Epelman M, Ofer A, Klein Y, Best LH, Guralnik L, Bentur L, Traub A (2002) CT diagnosis of traumatic bronchial rupture in children. Pediatr Radiol 32:888–891
9. Greenspan L, McLellan BA, Greig H (1985) Abbreviated Injury Scale and Injury Severity Score: a scoring chart. J Trauma 25(1):60–64
10. Hehir MD, Hollands MJ, Deane SA (1990) The accuracy of the first chest X-ray in the trauma patient. Aust NZJ Surg 60:529–532
11. Holmes JF, Sokolove PE, Brant WE, Kuppermann N (2002) A clinical decision rule for identifying children with thoracic injuries after blunt torso trauma. Ann Emerg Med 39:492–499
12. Kaufmann CR, Maier RV, Rivara FP, Carrico CJ (1990) Evaluation of the pediatric trauma score. JAMA 263:69–72
13. Nakayama DK, Ramenofsky ML, Rowe MI (1989) Chest injuries in childhood. Ann Surg 21:770–775
14. Osler T, Baker SP, Long W (1997) A modification of the injury severity score that both improves accuracy and simplifies scoring. J Trauma 43:922–925

15. Pape HC, Remmers D, Rice J, Ebisch M, Krettek C, Tscherne H (2000) Appraisal of early evaluation of blunt chest trauma: development of a standardized scoring system for initial decision making. J Trauma 49:496–504
16. Peclet MH, Newman KD, Eichelberger MR, Gotschall CS, Garcia VP, Bowman LM (1990) Thoracic trauma in children: an indicator of increased mortality. J Pediatr Surg 25:961–965
17. Peterson RJ, Tepas JJ, Edwards FH, Kisson N, Pieper P, Ceithmal E (1994) Pediatric and adult thoracic trauma: age-related impact on presentation and outcome
18. Poole GV, Morgan DB, Cranston PE, Muakkassa FF, Griswold JA (1993) Computed tomography in the management of blunt thoracic trauma. J Trauma 35: 296–300
19. Rielly JP, Brandt ML, Mattox KL, Pokorny WJ (1993) Thoracic trauma in children. J Trauma 34:329–331
20. Roux P, Fisher RM (1992) Chest inhuries in children: an analysis of 100 cases of blunt chest trauma from motor vehicle accidents. J Pediatr Surg 27:551–555
21. Tepas JJ, Mollitt DL, Talbert JL, Bryant M (1987) The pediatric trauma score as a predictor of injury severity in the injured child. J Pediatr Surg 22:14–18
22. Tiao GM, Griffith PM, Szmuszkovicz JR, Mahour GH (2000) Cardiac and great vessel injuries in children after blunt trauma, an institutional review. J Pediatr Surg 35:1656–1660

8 Beckenverletzungen beim Kind – Besondere Aspekte beim Polytrauma

W. Schlickewei, B. Götze, R. Salm

Beckenverletzungen im Kindesalter sind aufgrund der hohen Elastizität des kindlichen Beckens selten. Zugleich sind sie aber nicht selten Ausdruck einer Mehrfachverletzung, insbesondere wenn instabile Frakturformen zu beobachten sind. Gerade beim polytraumatisierten Erwachsenen haben sich operative Behandlungskonzepte zur Stabilisierung instabiler Beckenfrakturen durchgesetzt. Dies gilt, um die Intensivpflegefähigkeit und frühzeitige Rehabilitation zu erreichen, in gleicher Weise für Verletzungen im Kindesalter [5]. Grundprinzipien der Behandlung komplexer Verletzungen (z. B. offener Frakturen) und Weichteilschäden gelten in gleicher Weise wie beim erwachsenen Patienten [7, 11].

■ Klassifikation

Die Klassifikation der Beckenfrakturen basiert heute auf der von Marvin Tile in den 70er Jahren des letzten Jahrhunderts in die Literatur eingeführte ABC-Klassifikation [17], die in modifizierter Weise in die Klassifikation der Beckenverletzungen der Internationalen Arbeitsgemeinschaft für Osteosynthesefragen (AOI) überführt wurde [9, 14]. Diese Klassifikation ist auch Basis der derzeit verwendeten Einteilung von Beckenfrakturen im Kindesalter (Abb. 1).

■ Spezielle Anatomie

Besondere Aspekte der Verletzungen bei Kindern sind aufgrund der Entwicklung des Beckens zu beachten:
■ Es werden 3 primäre Ossifikationszentren beschrieben:
    – Os ileum
    – Os ischium
    – Os pubis

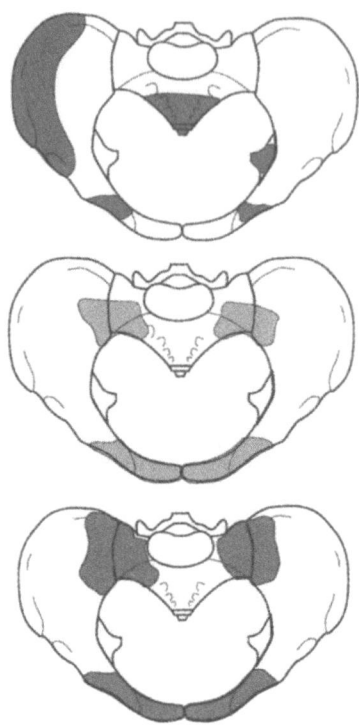

Abb. 1. Klassifikation der Beckenfrakturen beim Kind (entsprechend der AO-Klassifikation).

- Die Präformation der Beckenentwicklung endet mit der 7. Embryonalwoche. Die Knochenformation beginnt zwischen dem 3. und 6. Fötalmonat, der sogenannte Cartilago triradiatum ist die bedeutende Wachstumszone am kindlichen Becken im Bereich des Azetabulums.

Für den Abschluss des Wachstums sind weitere 3 Punkte in der Beurteilung der Beckenentwicklung zu berücksichtigen:
- Die beschriebenen 3 Ossifikationszentren fusionieren im Durchschnitt zwischen dem 16. und 18. Lebensjahr.
- Sekundäre Ossifikationszentren sind der iliakale Beckenrand, die Apophyse des Os ischium, die Spina anterior inferior des Os ileums sowie die Spina des Os ischium.
- Die Wachstumszone im Bereich des Azetabulumgrundes schließt durchschnittlich um das 18. Lebensjahr.

Im Bereich der beschriebenen Wachstumszonen sind die als Besonderheiten der Frakturformen im Wachstumsalter die so genannten Ausrissfrakturen der Apophysenregionen (Avulsionsfrakturen) zu berücksichtigen (Abb. 2).

8 Beckenverletzungen beim Kind – Besondere Aspekte beim Polytrauma   85

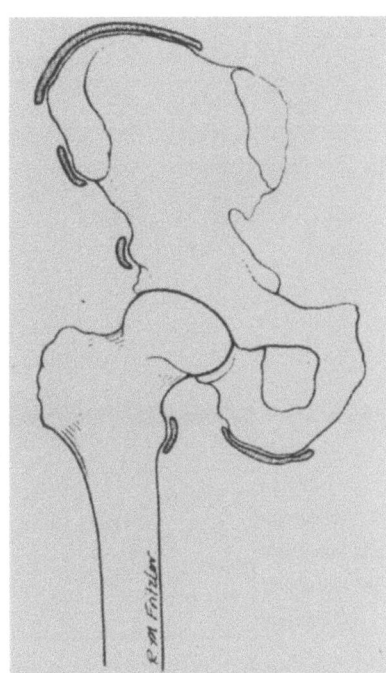

Abb. 2. Lokalisation der Apophysen am kindlichen Becken.

Epidemiologie

Die in der vorgelegten Form größte Übersichtsstudie zur Epidemiologie von Beckenfrakturen der deutschsprachigen Arbeitsgemeinschaft für Osteosynthesefragen in Zusammenarbeit mit der Deutschen Gesellschaft für Unfallchirurgie [13] basiert auf Daten der behandelnden Beckenfrakturen von 10 größeren Traumazentren in Deutschland. Hier wurden in der Studie der Beckengruppe I insgesamt 1722 Frakturen erfasst. In 3,3% der Frakturen lagen Verletzungen im Kindesalter (bis 14 Jahren) vor.

Wesentliche Unfallursachen waren Stürze beziehungsweise Verkehrsunfälle, hier vor allem bei Kindern, die als Fußgänger am Straßenverkehr teilnahmen (Abb. 3). Verkehrsunfälle in Fahrzeugen nehmen aufgrund der Tatsache, dass ein Großteil der Kinder heute in speziellen Kindersitzen beziehungsweise durch Rückhaltesysteme gesichert ist, eine erfreulicherweise geringe Bedeutung ein.

Die hauptsächlich beobachteten Frakturformen waren A2-Frakturen. In zirka 25% der Fälle wurden B-Frakturen (horizontal instabil) und in zirka 20% instabile Frakturen der Gruppe C beobachtet. Azetabulumfrakturen beim Kind sind ausgesprochen selten, so dass hier nur Einzelfälle erfasst werden konnten [6].

Auch in der Datenerfassung der Beckengruppe II der DAO und DGU wurden epidemiologisch ähnliche Zahlen erfasst.

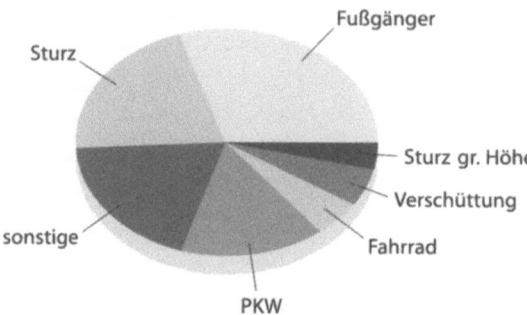

Abb. 3. Unfallursache bei Beckenverletzungen im Kindesalter (Beckenstudie I der Deutschen Gesellschaft der DGU/AO).

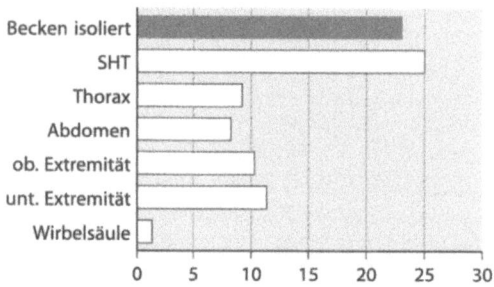

Abb. 4. Verletzungsmuster bei Beckenfrakturen im Kindesalter (Beckenstudie I der DGU/AO).

Die Auswertung der Verletzungskombinationen (Abb. 4) zeigt, dass in lediglich 25% der behandelnden Kinder isolierte Beckenfrakturen vorliegen; die weitaus größere Anzahl von Kindern hat begleitende Verletzungen, hier vor allem Kopfverletzungen, die in beiden Beobachtungsgruppen in etwa 25% beobachtet wurden. Begleitverletzungen im Bereich der oberen und unteren Extremität liegen an zweiter Stelle. Verletzungen im Bereich des Brustkorbes beziehungsweise der Wirbelsäule werden nur in wenigen Fällen beobachtet.

Die Altersverteilung korreliert mit den Verletzungsursachen. Die überwiegende Zahl der verletzten Kinder ist zwischen dem 10. und 14. Lebensjahr; im Alter unter 10 Jahren sind schwere Beckenverletzungen bei Kindern erfreulicherweise selten.

Auch die Zahlen der Beckenstudie II der DAO und DGU zeigen bei über 2400 erfassten Patienten mit Beckenfrakturen in 21 Traumazentren eine sehr niedrige Inzidenz der kindlichen Beckenfraktur mit 1,3% (34 Fälle) und 0,15% (Azetabulumfrakturen).

In vergleichbaren amerikanischen Arbeiten bestätigt sich, dass Beckenfrakturen, vor allem schwere Verletzungen im Kindesalter selten sind [3, 10]. Eine von der Universität Michigan 2002 veröffentlichte Arbeit (Posna Meeting 2002) ergab bei einer Fallgruppe von 30 Kindern mit Beckenfrakturen in einer Beobachtungszeit von 7 Jahren lediglich 11 Frakturen im Wachstumsalter (1,5 Fälle pro Jahr), während 19 weitere Fälle bei Jugendlichen nach Abschluss des Wachstums beschrieben wurden. Die vorliegendenden epidemiologischen Zahlen belegen die Schwierigkeit, einen eigenen Behandlungsalgorithmus für Beckenfrakturen im Kindesalter zu entwickeln.

Zur Frage der Verletzungen durch Kindesmisshandlungen liegen entgegen der angelsächsischen Literatur (Silverman 1987) für unsere Regionen keine gesicherten Ergebnisse vor.

Behandlungskonzept

Bei den konservativen Behandlungskonzepten [2] sind grundsätzlich 4 Möglichkeiten beschrieben:
- Bettruhe
- Beckenschlinge
- Beckengips
- Extensionsbehandlung

Außer der mit einer funktionellen krankengymnastischen Übungsbehandlung kombinierbaren Bettruhe sind gerade beim polytraumatisierten Patienten die beschriebenen Konzepte mit einer Beckenschlinge beziehungsweise Beckengips oder einer Extensionsbehandlung auch bei polytraumatisierten Kindern als nicht mehr akzeptabel anzusehen.

Die frühfunktionelle Behandlung hat sich dagegen bei einfachen Verletzungen (Avulsionsfrakturen vom Typ A) durchgesetzt. Hier kann außer bei großen Abrissfrakturen, bei denen in Einzelfällen eine operative Revision und Refixation mit Schraubenosteosynthese diskutiert werden kann, nach initialer Bettruhe und Schmerzbehandlung zur frühen Mobilisation übergegangen werden (Abb. 5).

In der Diagnostik hat sich generell wie beim Erwachsenen zur Abklärung die Computertomographie neben den konventionellen Aufnahmen (Beckenübersicht und gegebenenfalls Inlet- und Outlet-Aufnahmen) durchgesetzt. Aufgrund der hohen Strahlenbelastung sollten vor allen Dingen ergänzende Aufnahmen (Ala- und Obturatoraufnahmen) nur bei speziellen Fragestellungen eingesetzt werden. Wesentlich aussagekräftiger sind hierfür Untersuchungen im Kernspintomographen, die zugleich die Strahlenbelastung erheblich reduzieren.

Generelle Indikation zur operativen Behandlung instabiler Beckenfrakturen im Kindesalter und vor allem beim polytraumatisierten Kind sind
- instabile Verletzungen des Beckenrings vom Typ C
- Rotationsinstabilitäten
- Dislokation großer Fragmente
- weit dislozierte Avulsionsfrakturen

Die Beckenzwinge hat im Kindesalter nur eine eingeschränkte Indikation [13]. Im Patientengut der Freiburger Universitätsklinik wurde diese Behandlung bereits im Jahr 1985 in einem Fall erfolgreich durchgeführt, Jahre bevor das Konzept für den Erwachsenen beschrieben wurde (Abb. 6–8).

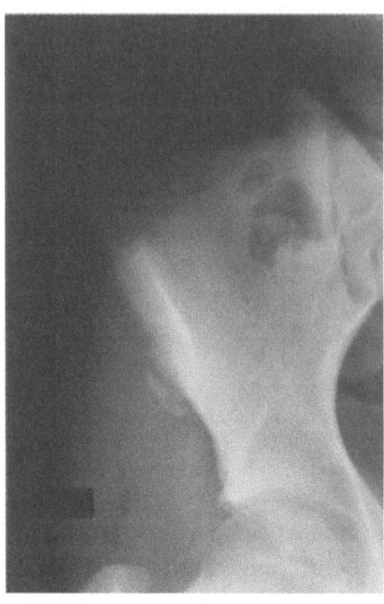

Abb. 5. Typische Apophysen-Abriss-Fraktur (Spina iliaca anterior superior bei 10-jährigem Fußballspieler, frühfunktionelle Behandlung).

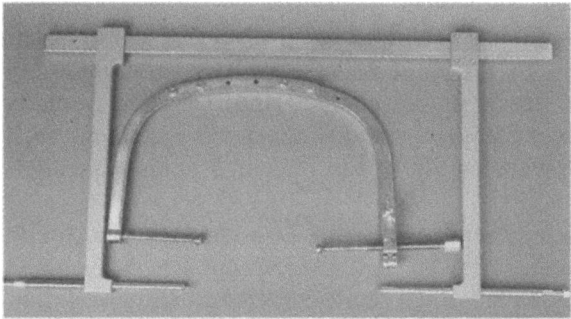

Abb. 6. Beckenzwinge, das kleinere Modell wurde zur Behandlung eines 3-jährigen Jungens mit Überrolltrauma im Jahre 1985 verwendet (Unfallchirurgie Universitätsklinik Freiburg, Professor Kuner).

Als Diagnostik- und Behandlungsalgorithmus ist folgendes Konzept zu empfehlen (Abb. 9):

Nach primär exakter klinischer und radiologischer Kontrolle mit entsprechenden Röntgenaufnahmen kann die Fraktur entsprechend der AO-Klassifikation bilanziert werden.

Bei Verletzungen vom Typ A ist die nicht operative frühfunktionelle Behandlung als Methode der Wahl anzusehen.

Bei Frakturen vom Typ B oder C sind Begleitverletzungen, hier insbesondere begleitende Nerven- und Blasenverletzungen primär in der Diagnostik mitzuerfassen und gegebenenfalls gezielt zu behandeln. Dislozierte Frakturen sind möglichst frühzeitig zu reponieren und die Reposition ent-

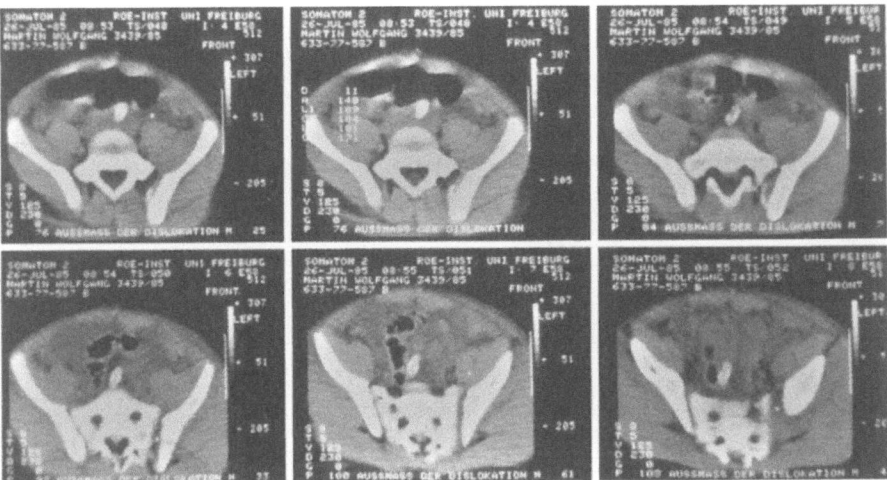

Abb. 7. CT-Kontrolle des 3-jährigen Jungens mit Überrolltrauma des Beckens.

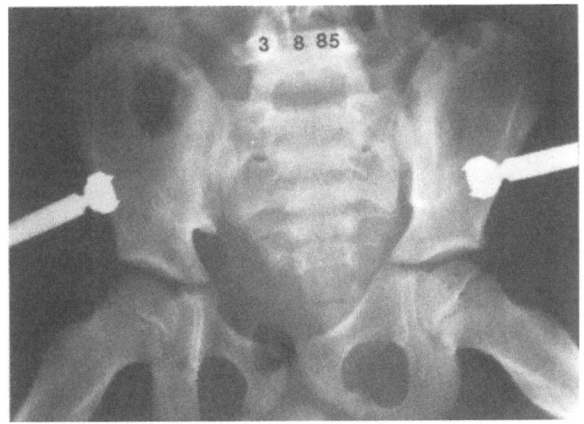

Abb. 8. Kontrolle der montierten Beckenzwinge, weitere Behandlungsmaßnahmen waren nicht erforderlich.

sprechend zu stabilisieren. Im operativen Behandlungskonzept hat sich der am ehesten in supraazetabulärer Position einzubringende Fixateur externe [4] in einfacher Technik mit 2 Schanz'schen Schrauben in beiden supraazetabulären Regionen sehr bewährt. Hierdurch können Instabilitäten sowohl im vorderen als auch im hinteren Beckenring, zumindest präliminär stabilisiert werden. Im Unterschied zum Erwachsenen ist hierin auch ein definitives Behandlungskonzept zu sehen (Abb. 10–12).

Bei operativen Revisionen, vor allem der Harnblase, sind im gleichen Eingriff gegebenenfalls Stabilisierungen durch Plattenosteosynthesen wie beim Erwachsenen als Methode der Wahl anzusehen. Die Implantatgröße muss hierbei korrelierend mit der Größe des kindlichen Beckens gewählt werden.

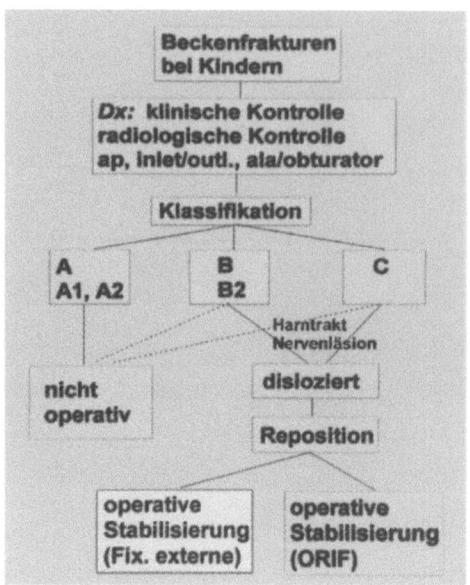

Abb. 9. Behandlungsalgorithmus bei Beckenfrakturen im Kindesalter.

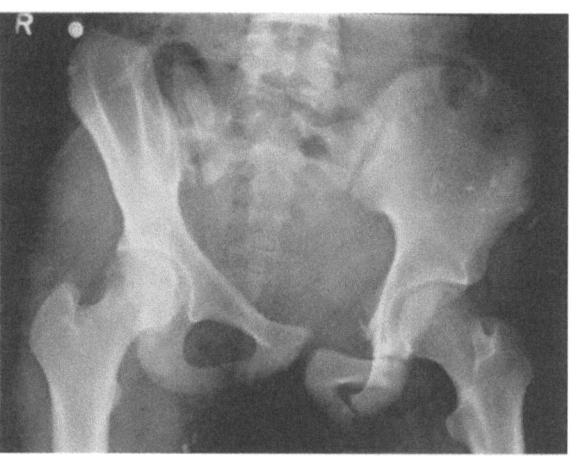

Abb. 10. Instabile Fraktur des vorderen und hinteren Beckenrings (Typ-C-Verletzung bei 13-jährigem Mädchen mit PKW-Unfall), Begleitverletzungen: Unterschenkelfraktur, stumpfes Bauchtrauma, dislozierte Oberarmfraktur.

Bei der Beurteilung des kindlichen Beckens ist die besondere Anatomie im Bereich der Symphyse zu berücksichtigen. Die Symphysenweite (Abb. 13) ist in den ersten 3 Lebensjahren mit 10–12 mm wesentlich weiter als beim Erwachsenen mit 2–4 mm, so dass bei der Einschätzung einer Symphysenläsion (Open-Book-Verletzung) diese anatomische Besonderheit entsprechend berücksichtigt werden sollte [8].

8 Beckenverletzungen beim Kind – Besondere Aspekte beim Polytrauma

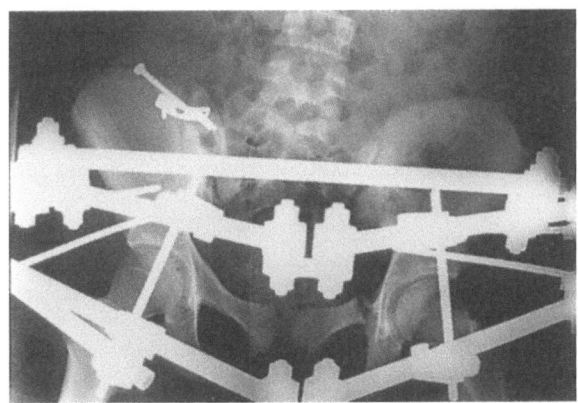

Abb. 11. Versorgung des Beckenringes mit Schrauben- und Plattenosteosynthese am hinteren Beckenring sowie Stabilisierung des Ringes durch supraacetabuläre Fixateur-externe-Montage.

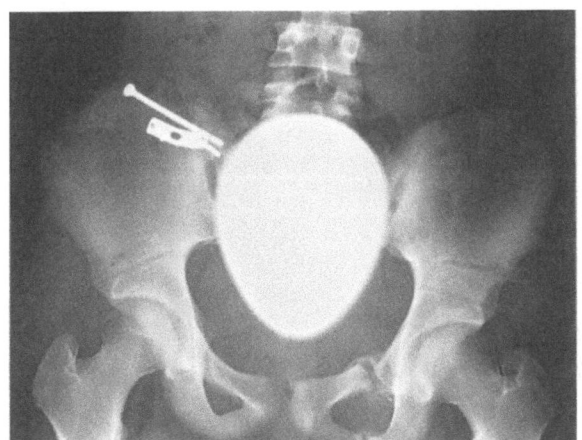

Abb. 12. Kontrolle nach knöcherner Konsolidierung und Entfernung des Fixateur externe.

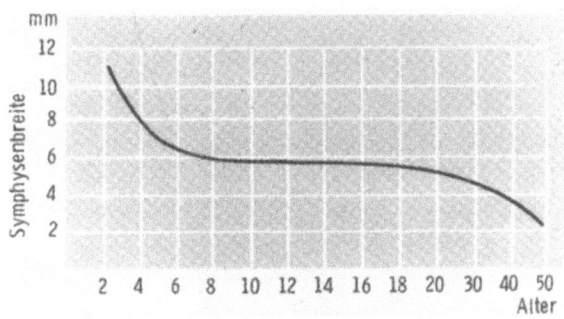

Abb. 13. Entwicklung der Symphysenbreite, abhängig vom Alter (nach [8]).

Die Ruhigstellung im Fixateur ist im Kindesalter als definitives Behandlungskonzept möglich. Die abschließende Röntgenkontrolle kann bei noch liegenden Schanz'schen Schraube und geöffnetem Fixateur-System zirka 3 Wochen nach initialer Stabilisierung durchgeführt werden. Bei entsprechender Konsolidierung der Verletzung kann nach unserer Erfahrung nach ca. 3 Wochen der Fixateur abgenommen werden (Abb. 14–17).

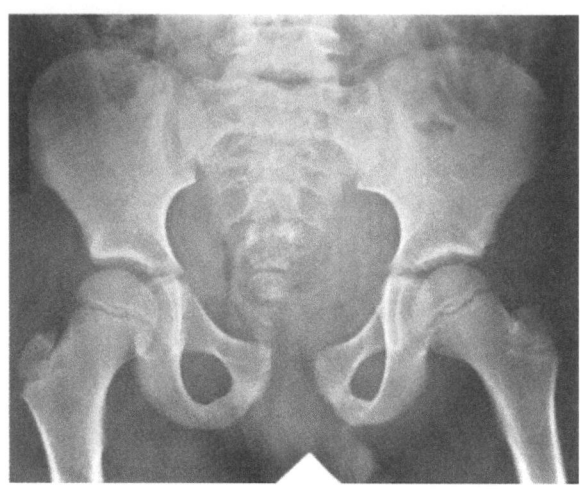

Abb. 14. Typische open Book-Verletzung bei 10-jährigem Patienten (Sturz vom Pferd, weite Symphyse).

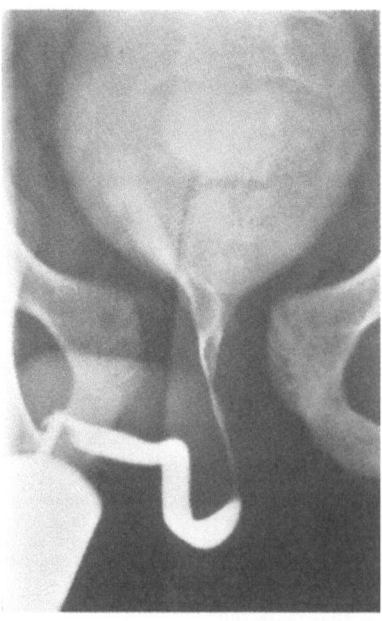

Abb. 15. Abklärung der Harnwege durch retrograde Kontrastdarstellung.

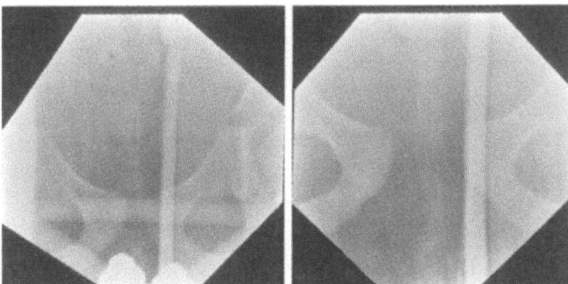

Abb. 16. Intraoperative Kontrolle der Instabilität im Bereich der Symphyse.

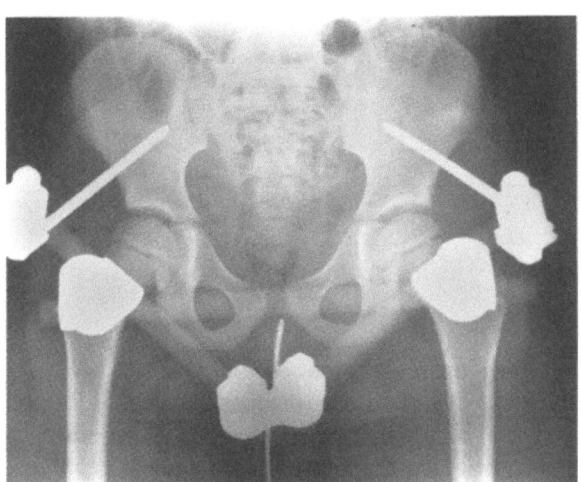

Abb. 17. Versorgungsbilder mit einfacher supraacetabulärer Fixateur-externe-Montage und Karbonfaserstangen.

■ Besonderheiten bei Azetabulumverletzungen

Besondere Aspekte sind bei der Beurteilung der Verletzungen im Bereich des Azetabulums im Wachstumsalter zu berücksichtigen [6]. Hierbei handelt es sich stets um Einzelfälle, so dass ein sicherer Behandlungsalgorithmus auch im Zeitalter von evidenz-basierter Medizin nicht entwickelt werden kann.

Zur Diagnosestellung sind im Unterschied zum Erwachsenen weniger die Röntgenaufnahmen von Ala- und Obturator-Typ zu wählen, sondern eher zur Einschätzung der Dislokation und Beurteilung der Art der Wachstumsfugenverletzung kernspintomographische Untersuchungen zu empfehlen. Entsprechend der Klassifikation von Salter [15] und Aitken [1] sind vergleichbare Verletzungstypen auch bei der Verletzung der Wachstumsregion im Bereich des Azetabulum des Kindes beschrieben [3] (Abb. 18).

Bei uns hatte sich zur Frage des eintretenden Wachstumsschaden beziehungsweise zur Aufklärung eines vorzeitigen Fugenschlusses im Bereich der Wachstumsfugen des Azetabulum bewährt, kernspintomographische Kontrollen beider Wachstumsfugen durchzuführen (Abb. 19, 20). Dies ist 6

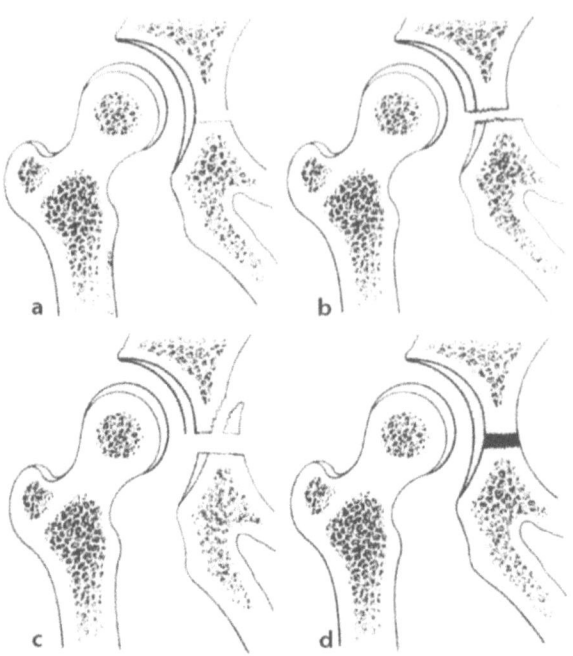

Abb. 18. Acetabulumfrakturen im Kindesalter. **a** physiologische Situation, Epiphysiolyse; **b** Aitken-I-Verletzung; **c** Crush-Verletzung (nach Rockwood).

Monate nach Trauma empfehlenswert, um einen ersten Eindruck über mögliche Wachstumsstörungen in dieser Region zu erhalten.

Die Therapieprinzipien bei Azetabulumfrakturen im Kindesalter korrelieren mit den Prinzipien im Erwachsenenalter:

Die anatomische Reposition ist notwendig und essentiell um ein gutes Langzeitergebnis zu erreichen. Als Stabilisierungsmethoden sind hier einfache Schraubenosteosynthesen als Methode der Wahl anzusehen. Um sekundäre Wachstumsschäden zu vermeiden, ist gegebenenfalls eine frühe Metallentfernung zu diskutieren.

Zusammenfassung

Zusammenfassend ist die Beckenfraktur im Kindesalter selten, die Azetabulumfraktur ein besonderer Ausnahmefall. Unfallursachen sind Stürze aus großer Höhe, beziehungsweise Verkehrsunfälle, hier vor allem Unfälle, bei denen die Kinder als Fußgänger beteiligt sind.

Zur Klassifikation hat sich die ABC-Klassifikation der Arbeitsgemeinschaft für Osteosynthese, basierend auf der Klassifikation von Marvin Tile durchgesetzt. Bei den diagnostischen Maßnahmen sind in der Notfallsituation Beckenübersichtsaufnahmen, zur Abklärung des hinteren Beckenrings computertomographische Kontrolle, zur Abklärung der Wachstumszonen, vor allem im Bereich des Azetabulums, auch Kernspinaufnahmen indiziert.

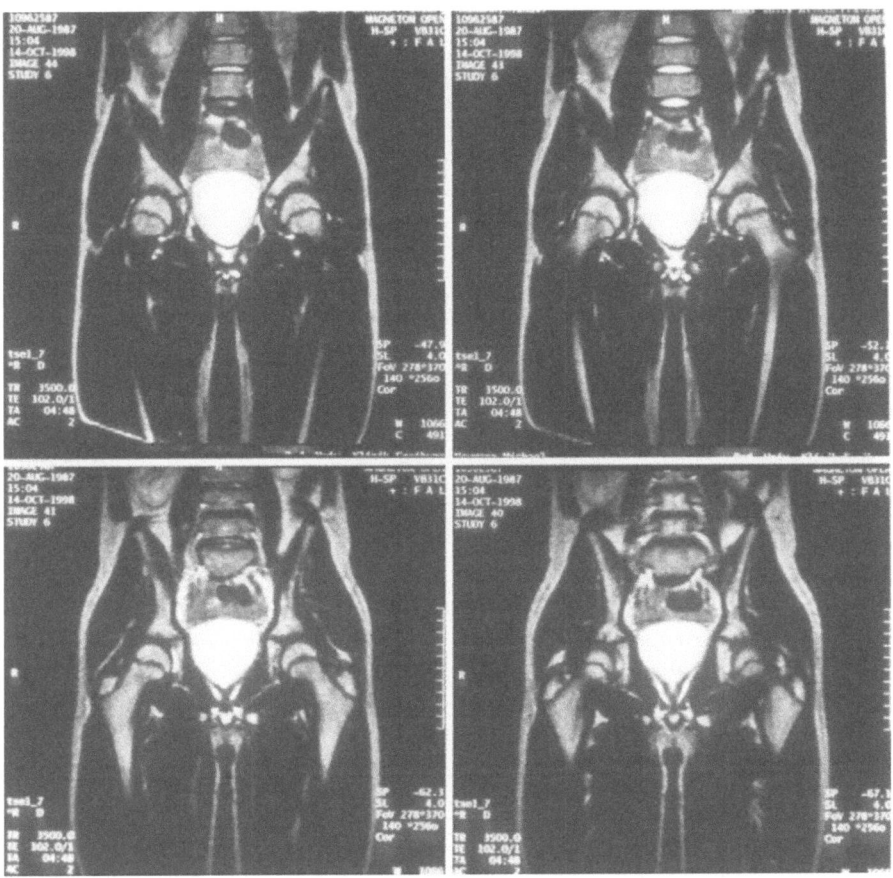

Abb. 19. Verlaufskontrolle einer Acetabulumverletzung bei 10-jährigem Mädchen (a.-p.-Schnittführung).

Instabile, vor allen Dingen dislozierte Frakturen sollten initial reponiert werden. Hierbei hat sich im Kindesalter der Fixateur externe als einfaches und gutes Behandlungskonzept bewährt. Im Gegensatz zum Erwachsenen kann diese Methode auch als definitiver Weg angesehen werden.

Die offene Reposition und interne Fixierung (ORIF) mit Platten- und Schraubenosteosynthesen ist speziellen Verletzungsformen vorbehalten. Die Implantatwahl muss abhängig vom Alter des Kindes und Größe des Skeletts gewählt werden.

Die Auswertung der Verletzung und gerade auch die Ergebnisse der Beckenstudie der DAO/DGU zeigen, dass mit diesem Behandlungskonzept die unfallbedingten Schäden am Becken minimiert werden können und gute bis sehr gute Ergebnisse im Spätverlauf zu beobachten sind.

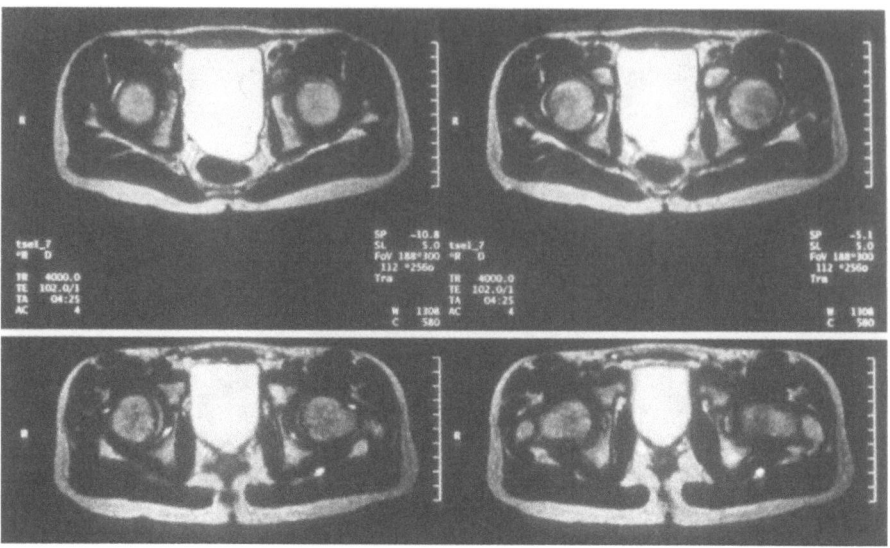

Abb. 20. Verlaufskontrolle (im Seitenvergleich) einer Acetabulumverletzung (Kompressionsverletzung) bei gleicher Patientin (horizontale Schnittführung).

■ Literatur

1. Aitken AP (1965) Fractures of the Epiphysis. Clin Orthop Rel Res 41:19–23
2. Blatter R (1978): Frakturen des Beckens und des Acetabulums. In: Weber BG, Brunner Ch, Freuler F (eds) Die Frakturbehandlung bei Kindern und Jugendlichen. Springer Berlin
3. Canale ST, Beaty JH (2001) Fractures of the pelvis. In: Rockwood CA Jr, Wilkins KE, Beaty IK (ed) Fractures in Children, 5th ed, vol 3. Lippincott-Raven Publishers, Philadelphia, pp 883–912
4. Fernandez Dell'Oca A (2003) Externe Fixation. In: Rüedi TP, Murphy WM (eds) AO-Prinzipien des Frakturmanagements. Thieme, Stuttgart, S 233–247
5. Gänsslen A, Pohlemann T (1998) Kindliche Beckenfrakturen. In: Tscherne H, Pohlemann T (ed) Unfallchirurgie, Becken und Acetabulum. Springer, Berlin, S 205–211
6. Gänsslen A, Pohlemann T (1998) Kindliche Acetabulumfrakturen. In: Tscherne H, Pohlemann T (ed) Unfallchirurgie, Becken und Acetabulum. Springer, Berlin, S 441–446
7. Gustilo RB, Anderson JT (1976) Prevention of Infection in the Treatment of 1125 Open Long Bone Fractures. J Bone Joint Surg 58A:453–458
8. von Laer L (2001) Frakturen und Luxationen im Wachstumsalter. Thieme, Stuttgart
9. Müller ME, Nazarian S, Koch P, Schatzker J (1990) The AO-classification of fractures of long bones. Springer, Berlin Heidelberg New York Tokyo
10. Ogden JA (1999) Skeletal Injury in the Child. Springer, New York
11. Oestern HJ, Tscherne H (1983) Pathophysiologie und Klassifikation des Weichteilschadens. Hefte Unfallheilkd 162:1–10

12. Pohlemann T, Gänsslen A, Hartung S (1997) Beckenverletzungen. Ergebnisse einer multizentrischen Studie. Springer, Berlin
13. Pohlemann T (2003) Verletzungen des Beckenrings: Einschätzung und therapeutische Vorgehensweise. In: Rüedi TP, Murphy WM (eds) AO-Prinzipien des Frakturmanagements. Thieme, Stuttgart, pp 395–418
14. Rüedi TP, Murphy WM (2003) AO-Prinzipien des Frakturmanagements. Thieme, Stuttgart
15. Salter RB, Harris WR (1963) Injuries involving the epiphyseal plate. J Bone Joint Surg 45A:587–622
16. Silverman FN (1987) Radiological Aspects of the Battered Child Syndrome. In: The Battered Child, 4th ed. University of Chicago Press, Chicago, pp 214–246
17. Tile M (1995) Fractures of the Pelvis and Acetabulum. Williams & Wilkins, Baltimore

9 Wirbelsäulenverletzungen beim kindlichen Polytrauma

D. Briem, J. M. Rueger

▪ Teil 1: Allgemeine Aspekte

Epidemiologie

Verletzungen der Wirbelsäule sind bei Kindern ausgesprochen selten. In der Literatur wird der Anteil kindlicher Wirbelsäulenverletzungen unter allen wirbelsäulenverletzten Patienten mit unter 2% angegeben [4, 12, 21]. Jungen sind dabei etwa doppelt so häufig betroffen wie Mädchen. Vorwiegend treten Wirbelsäulenverletzungen bei Kindern unter 5 sowie über 10 Jahren auf. Zu den führenden Unfallursachen zählen Stürze aus großer Höhe (50%) und Verkehrsunfälle (25%), gefolgt von Sportverletzungen und in seltenen Fällen dem „battered child syndrome" [17, 21, 22, 26].

Die Inzidenz von Wirbelsäulenverletzungen im Rahmen des Polytrauma ist beim Erwachsenen relativ gut erfasst und zuletzt im Rahmen der laufenden Sammelstudie der AG Polytrauma der DGU dokumentiert worden [2]. Vergleichbare Zahlen liegen für das kindliche Polytrauma hingegen bislang nicht vor. In einer der wenigen verfügbaren Arbeiten heißt es, dass die Inzidenz von Thorax-, Abdominal- und Wirbelsäulenverletzungen bei Kindern im Vergleich zu Erwachsenen geringer ist, ohne dass hierzu konkrete Zahlen genannt werden [19].

Wirbelsäulenverletzungen, insbesondere Verletzungen der HWS, gehen indes beim kindlichen Polytrauma mit einer wesentlich höheren Letalität einher, als dies beim Erwachsenen der Fall ist [11, 19, 23]. Auch die Rate neurologischer Komplikationen ist bei kindlichen Wirbelsäulenverletzungen deutlich höher und wird in der Literatur mit 20–30% angegeben [1]. Hierbei ist als Sonderform die sogenannte „SCIWORA" („spinal cord injury without radiographic abnormalities") zu beachten, die bei kindlichen Wirbelsäulenverletzungen in ca. 20% der Fälle auftreten kann.

Die mit einer „SCIWORA" assoziierten Symptome können dabei in bis zu 50% mit einer erheblichen Latenz von bis zu 4 Tagen auftreten [21]. Da neurologische Komplikationen bei Wirbelsäulenverletzungen im Wachstumsalter keineswegs mit einer besseren Prognose als bei Erwachsenen behaftet sind [12, 26], kommt einer konsequenten neurologischen Diagnostik mit Befundkontrollen in regelmäßigen Abständen bei der kindlichen Polytraumaversorgung eine Schlüsselrolle zu. Von großer Wichtigkeit ist, dass auch Kinder mit initial unauffälligem neurologischen Status wiederholt einer neurologischen Kontrolluntersuchung zugeführt werden.

Anatomische Grundlagen

Die kindliche Wirbelsäule weist ein den langen Röhrenknochen vergleichbares Wachstumsverhalten mit enchondraler Ossifikation im Bereich des knorpelig angelegten Wirbelkörpers auf, welcher gleichsam als Epiphysenfuge fungiert und somit den Motor des vertebralen Längenwachstums darstellt. Als sekundäres Ossifikationszentrum ensteht ab dem 8. Lebensjahr an den Endplatten ein Apophysenring, der u.a. das Breitenwachstum des Wirbelkörpers steuert und als Verankerung des Bandscheibenringes dient [1]. Die Wirbelbögen entstehen ebenso wie die Fortsätze durch appositionelles Wachstum [12]. Insgesamt ist die vollständige Verknöcherung der Wirbelsäule erst nach dem 21. Lebensjahr abgeschlossen.

Auch für die Weichteile bestehen gegenüber der erwachsenen Wirbelsäule signifikante Unterschiede. So weist der Nucleus pulposus bei Kindern einen deutlich höheren Wassergehalt auf [1]. Axiale Belastungen werden daher eher von den peripher gelegenen Wirbelsäulenabschnitten getragen, wodurch die höhere Inzidenz von Endplattenverletzungen bei Kindern und Jugendlichen erklärt werden kann. Unterschiede finden sich auch für Bänder und Gelenke, weshalb die kindliche Wirbelsäule einen wesentlich höheren Elastizitätsmodul als bei Erwachsenen aufweist.

Die Summe der elastischen Momente erlaubt bei sehr jungen Kindern eine Dehnung des Achsenskeletts in vertikaler Richtung um bis zu 5 cm, ohne dass Verletzungen an der Wirbelsäule resultieren [12]. Dahingegen toleriert das Rückenmark nur eine longitudinale Dehnung von ca. 0,5 cm, bis es zu einer Zerreissung oder mindestens schwerwiegenden strukturellen Defekten kommt [1]. Dies erklärt möglicherweise die v. a. bei sehr jungen Kindern hohe Rate neurologischer Symptome, ohne dass radiologisch knöcherne Läsionen an der Wirbelsäule nachzuweisen sind.

Wie an anderen Abschnitten des wachsenden Skelettes ist auch die kindliche Wirbelsäule mit einem hohen Korrekturpotential ausgestattet, so dass bei intakten Wachstumsfugen auch größere Höhenminderungen mit entsprechender Deformation durch das physiologische Wachstum kompensiert werden können. Die Kompetenz der kindlichen Wirbelsäule, eine unfallbedingte Deformation zu egalisieren, ist dabei individuell von der Verletzungslokalisation, der Verletzungsschwere und dem Skelettalter der im Wachstum befindlichen Wirbelsäule abhängig [1].

Aus anatomischer Sicht sind die Reifungs- und Wachstumsprozesse der kindlichen Wirbelsäule ab dem 12. Lebensjahr so weit fortgeschritten, dass sich gegenüber der erwachsenen Wirbelsäule keine relevanten Abweichungen mehr finden. Damit einhergehend sind ab diesem Zeitpunkt auch die biomechanischen Verhältnisse denjenigen der erwachsenen Wirbelsäule weitgehend übereinstimmend. Korrespondierend hierzu finden sich ab dem 12. Lebensjahr bei Kindern an der Wirbelsäule zunehmend Verletzungen, die bezüglich Muster- und Ausprägung den Verletzungen der erwachsenen Wirbelsäule entsprechen.

Diagnostik und Bildgebung

Ein Polytrauma ist definitionsgemäß bei Vorliegen einer oder mehrerer Verletzungen gegeben, die den Patienten alleine oder in ihrer Kombination vital in seiner Existenz bedrohen. Bei jedem polytraumatisierten Kind ist in Analogie zum Erwachsenen bis zum Beweis des Gegenteils vom Vorliegen einer instabilen Wirbelsäulenverletzung auszugehen, die durch adäquate Diagnostik auszuschließen ist. Besonders muss bei Schädel-Hirn-Traumata sowie stumpfen Abdominal- und Thoraxtraumen mit Nachweis einer myokardialen Verletzung, eines Hämatopneumothorax oder einer Aortenläsion unbedingt von einer begleitenden Verletzung der Wirbelsäule ausgegangen werden. Prädisponierende Unfallmechanismen für die Entstehung einer Wirbelsäulenverletzung sind bei Kindern neben Hochrasanztraumen v. a. Stürze aus großer Höhe sowie die Beteiligung an einem Verkehrsunfall als Fußgänger, Fahrradfahrer oder Pkw-Insasse.

Die primäre Schockraumversorgung des polytraumatisierten Kindes sollte sich zunächst wie beim Erwachsenen auf die Überprüfung und Sicherung der Vitalparameter und eine sorgfältige klinisch-neurologische Untersuchung stützen. In diesem Zusammenhang ist bei intubierten Kindern die Erhebung der Fremdanamnese – zumeist über den Notarzt – mit der Frage nach einer primären neurologischen Defizitsymptomatik am Unfallort von großer Wichtigkeit. Es folgt das sonografische Screening von Abdomen, Thorax und Perikard zum Ausschluss lebensbedrohlicher und unmittelbar interventionspflichtiger Verletzungen. Hieran anschließend stellte die konventionelle Röntgendiagnostik des Achsenskeletts sowie fraktursuspekter Extremitätenabschnitte im Schockraum lange den üblichen Standard dar.

Mit dem Einzug der modernen Spiral-CT in fast alle größeren Traumazentren ist diese Vorgehensweise weitgehend modifiziert worden. Üblicherweise wird seither im Schockraum eine seitliche Aufnahme der HWS sowie eine Übersicht von Thorax und Becken angefertigt. Die weitere Diagnostik erfolgt dann per CT mit Untersuchung von Thorax und Abdomen mit hieran anschließender Rekonstruktion von BWS, LWS und Becken. Schädel und HWS werden gemeinsam in einer zusätzlichen Untersuchung evaluiert. Inzwischen wird von einigen Zentren propagiert, die gesamte bildgebende Erstdiagnostik primär nach initialer Stabilisierung des Patienten mittels CT zu führen und dieses Protokoll auch auf das kindliche Polytrauma zu übertragen [20].

Vorteil eines solchen Schockraumprotokolls ist der erhebliche Zeitgewinn, der aus dem Wegfall der konventionellen Röntgenuntersuchung des Achsenskeletts resultiert. Im Hinblick auf eine Verletzung der Wirbelsäule kann zudem die Frakturmorphologie sofort sicher beurteilt und das Ausmaß einer eventuellen Instabilität abgeschätzt werden, was für die Festlegung des weiteren chirurgischen Vorgehens von entscheidender Bedeutung ist. Wie bei den Frakturen der erwachsenen Wirbelsäule ist auch bei Kindern die Anwendung einer einheitlichen Klassifikation zur Beurteilung der Pathomorphologie sinnvoll. Hier hat sich die Klassifikation nach Magerl bewährt [16], die neben dem zugrunde liegenden Unfallmechanismus die Frakturmorphologie berücksichtigt und eine klare Aussage zur biomechanischen Stabilität der einzelnen Verletzungsformen zulässt.

Die Durchführung einer Magnet-Resonanz-Tomografie (MRT) ist nach unseren Erfahrungen nur bei Vorliegen einer neurologischen Symptomatik, die durch die bisherige Bildgebung nicht erklärt wird, indiziert. Insbesondere Patienten mit einer „SCIWORA" müssen zwingend einer möglichst frühzeitigen MRT-Diagnostik zugeführt werden [9]. Neben einer rein ligamentären Instabilität können v. a. Läsionen des Myelon visualisiert und anhand der Abbaustufen des Hämoglobin zeitlich zugeordnet werden [13]. Zu berücksichtigen ist allerdings der immense apparative Aufwand, der eine routinemäßige Durchführung der MRT im Rahmen der kindlichen Polytraumaversorgung bislang nicht zulässt.

■ Teil 2: Spezielle Verletzungen

Verletzungen der oberen HWS (C0–C2)

Verletzungen der HWS kommen bei Kindern unter 12 Jahren sehr selten vor [25]. Bedingt durch das Missverhältnis zwischen großem Kopf und schwach ausgeprägter paravertebraler Muskulatur ist die kraniale HWS (C0-C2) bei Kindern unter 12 Jahren häufiger von einer Verletzung betroffen als die kaudalen Abschnitte [4, 6, 25]. Als Ursache einer Verletzung der oberen HWS dominieren in der Gruppe der unter 12-Jährigen Verkehrsunfälle, die meist mit einem Schädel-Hirn-Trauma einhergehen. Bei älteren Kindern werden dann zunehmend Sport- und Freizeitunfälle als Verletzungsursache beobachtet [5]. Zuletzt wurde außerdem über schwere Verletzungen bei sehr jungen Kindern durch Ejektion aus dem Kindersitz oder das Auslösen von Airbags berichtet [8].

Obgleich die konventionelle Röntgendiagnostik bei der Versorgung des kindlichen Polytrauma zunehmend durch die CT ersetzt zu werden scheint, wird die Beurteilung der HWS in der initialen Schockraumphase durch Anfertigen zumindest einer seitlichen Aufnahme weiter ihren Stellenwert behalten. Dabei müssen instabile Verletzungen der oberen HWS unverzüglich ausgeschlossen werden, da diese zu einer Läsion der Medulla oblongata mit letaler Kompromittierung der kardiozirkulatorischen Funktion führen können. Auch für erfahrene Betrachter erweist sich die Beurteilung der kindlichen HWS im konventionellen Röntgenbild aufgrund der zahlreichen radiomorphologischen Varianten oft als schwierig.

Hierzu zählen eine Hypermobilität C2/C3 mit einem sagittalem Versatz der Wirbelkörperhinterkanten von bis zu 4 mm und nachfolgend bis zu 3 mm auf Höhe C3/C4, ein vergrößertes atlantodentales Intervall von 3-4 mm, eine asymmetrische Densstellung zwischen den Atlasbögen, ein Überreiten des vorderen Atlasbogen über die Densspitze und eine Keilform der Wirbelkörper [5, 25]. In diesem Zusammenhang empfiehlt sich zunächst eine genaue Analyse der spinolamellären Linie im konventionellen seitlichen Röntgenbild. Gelangt diese regelrecht zur Darstellung, ist eine echte Subluxation eher unwahrscheinlich [24]. Kann eine (instabile) knöcherne Verletzung im konventionellen Röntgenbild nicht mit Sicherheit ausgeschlossen werden, muss insbesondere der kraniozervikale Übergang mittels CT untersucht werden.

Während die knöchernen Strukturen der HWS mittels CT hinreichend sicher beurteilt werden können, entzieht sich der Nachweis einer instabilen, rein diskoligamentären Verletzungen bei Kindern nicht selten CT und konventioneller Diagnostik. Bei suspekter Klinik oder Vorliegen eines neurologischen Defizites ohne Nachweis einer knöchernen Verletzung („SCIWORA") sollte daher frühzeitig eine Magnetresonanztomografie erfolgen, mit deren Hilfe pathologische Veränderungen in den Weichteilstrukturen zuverlässig erfasst werden können [9, 13]. Darüber hinaus erlaubt die MRT eine zeitliche Zuordnung der durch das Trauma hervorgerufenen Veränderungen.

Relativ häufige Verletzungen der oberen HWS sind im Kindesalter atlanto-okzipitale Dislokationen (AOD), die meist mit einem Schädel-Hirn-Trauma und einer sehr schlechten Prognose für den jungen Patienten behaftet sind. Klinisch führend sind ausgeprägte Schwellungen im Kopfbereich sowie kardiopulmonale Komplikationen, an denen die Kinder oft noch am Unfallort versterben [23]. In der Klinik wird die Diagnose in der Regel durch konventionelle Röntgendiagnostik oder bei gering dislozierten Läsionen mittels CT gesichert (Abb. 1). Bereits in der Akutphase empfiehlt sich u. U. die Durchführung einer MRT, mit der Bandrupturen, spinale Ödeme oder Hämatome sowie Veränderungen der Medulla oblongata nachgewiesen werden können (Abb. 2). Therapeutisch ist in der Regel die sofortige Reposition mit kurzstreckiger dorsaler Stabilisierung angezeigt [4].

Neben einer Verletzung des kraniozervikalen Übergang können bei Kindern unter 12 Jahren häufig atlanto-axiale Dislokationen (AAD) beobachtet werden. Hierbei sind translatorische von rotatorischen Verletzungen zu unterscheiden. Die translatorische Dislokation im Segment C1/C2 wird durch eine traumatische Zerreissung des Lig. transversum atlantis hervorgerufen [7]. Radiologisch zeigt sich ein vergrößertes atlanto-dentales Intervall von über 3-4 mm. Für die Behandlung wird in der Literatur gegenwärtig die dorsale Fusion empfohlen [4]. Rotatorische Dislokationen werden äußerst selten beobachtet und sind meist eher einer rheumatoiden Genese zuzuordnen [18]. Die Behandlung richtet sich nach dem Ausmaß der Dislokation und dem Alter der Läsion.

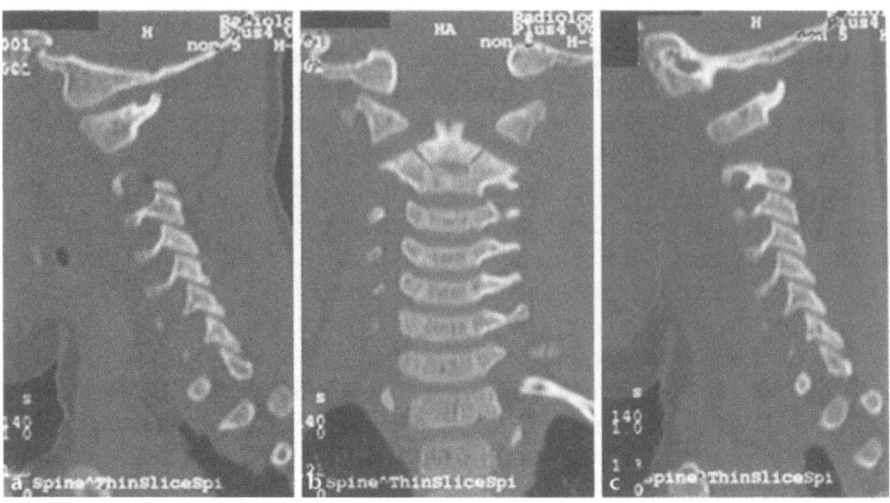

Abb. 1a–c. Knapp 2-jähriger Patient nach schwerem Verkehrsunfall mit Ejektion aus dem Kindersitz. Als führende Diagnose wurde zunächst von einem Schädel-Hirn-Trauma ausgegangen. Die Diagnose einer unilateralen atlanto-occipitalen Subluxation wurde durch die CT-Diagnostik in der Klinik gestellt. **a** Sagittale Rekonstruktion rechts; **b** Koronare Rekonstruktion; **c** Sagittale Rekonstruktion auf der linken Seite.

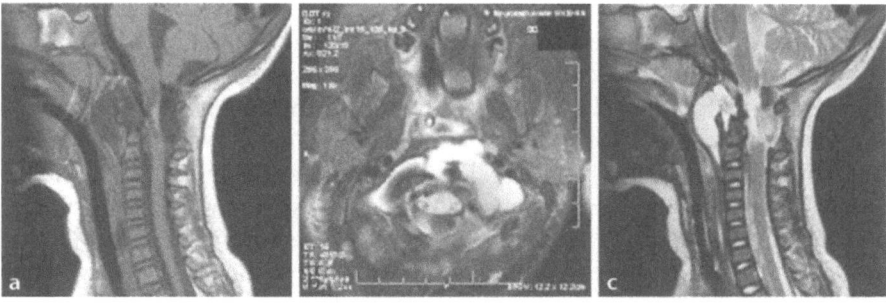

Abb. 2a–c. Das Ausmaß der Verletzung bei dem knapp 2-jährigen Patienten (s. Abb. 1) wird erst in der MRT deutlich: schwere Kontusionierung des Myelon mit Ödembildung und Einblutung in die paravertebralen Weichteile. Trotz operativer Intervention mit Durchführung einer dorsalen Spondylodese blieb eine hohe Querschnittläsion bestehen. **a** MRT, T1-gewichtete Sequenz, sagittale Schnittebene; **b** MRT, T2-gewichtete Sequenz, transversale Schnittführung; **c** MRT, T2-gewichtete Sequenz, sagittale Schnittebene.

Verletzungen der unteren HWS (C3–C7)

Für die kaudalen Abschnitte der HWS (C3-C7) existieren in der Literatur derzeit keine aussagefähigen Daten zu Inzidenz, Behandlungsregimen und langfristigen Therapieresultaten. Unsere Erfahrungen weisen zumindest daraufhin, dass die untere HWS bei Kindern ein geringeres Korrekturpotential als im Bereich von BWS und LWS aufzuweisen scheint.

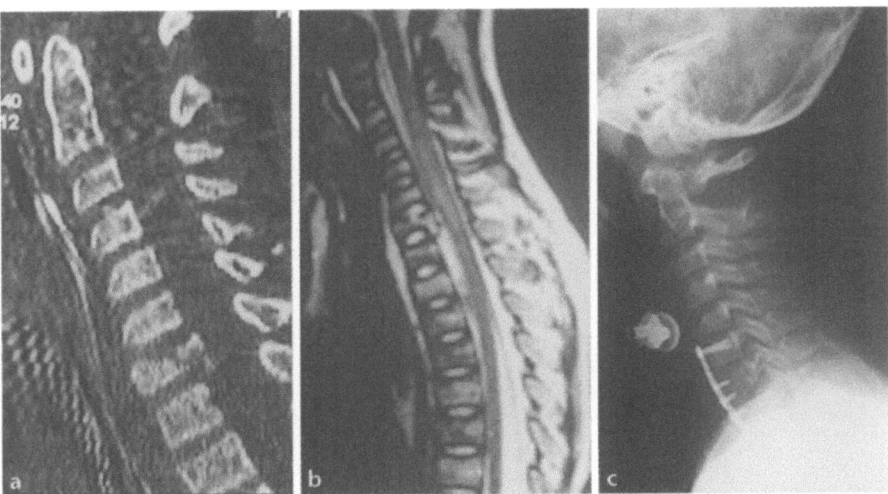

Abb. 3 a–c. 6-jährige Patientin nach einem Fenstersturz aus großer Höhe. In der CT-Nachweis einer Berstungsverletzung von HWK 7. Das Myelon wird durch das nach dorsal ausgesprengte Fragment bedrängt. Es erfolgte die sofortige ventrale Stabilisierung mit einer bilateral instrumentierten Reko-Platte. **a** HWS-CT mit sagittaler Rekonstruktion; **b** MRT, T2-gewichtete Sequenz, sagittale Schnittebene; **c** Konventionelles Röntgenbild in seitlicher Projektion postoperativ.

Darüber hinaus kommt es bei Kindern bei Läsionen mit diskoligamentärer Beteiligung nach allgemeiner Auffassung nicht zu einer stabilen Heilung [4]. Bei Verletzungen mit dorsaler Instabilität sehen wir daher meist eine Indikation zur Operation. In diesem Zusammenhang empfiehlt es sich, großzügig die Indikation zur Durchführung einer MRT zu stellen. Diese erlaubt eine sichere Beurteilung der dorsalen Bandstrukturen und erleichtert die Festlegung des therapeutischen Konzeptes.

Bei nachgewiesener dorsaler Instabilität können die Frakturen in den meisten Fällen zunächst geschlossen reponiert und anschließend durch ventrale interkorporelle Spondylodese versorgt werden (Abb. 3). Eine dorsale Fusion ist bei Vorliegen einer irreponiblen Luxation oder Subluxation angezeigt. Zu den Langzeitfolgen eines Fusionseingriffes an der kindlichen HWS liegen bislang keine Daten vor.

Verletzungen von BWS und LWS

Die kindliche Brust- und Lendenwirbelsäule ist im Vergleich zur HWS seltener von Verletzungen betroffen. Typische Verletzungsmechanismen sind Stürze und Verkehrsunfälle. Im Rahmen des kindlichen Polytrauma werden Verletzungen der LWS häufig in Kombination mit einem stumpfen Bauchtrauma beobachtet [3]. Verursacht werden solche Verletzungen im Rahmen von Pkw-Unfällen nicht selten durch einen 2-Punkt-Sitzgurt (Beckengurt),

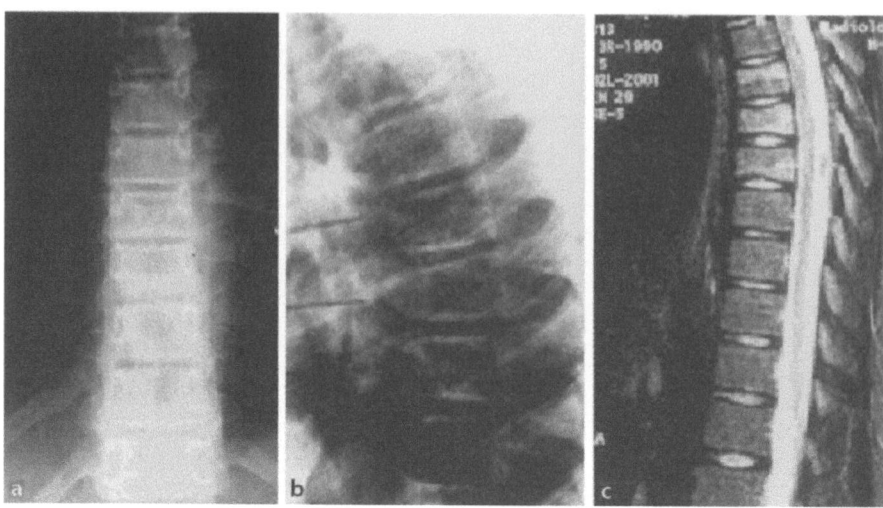

Abb. 4a–c. 10-jährige Patientin nach einem Sturz aus großer Höhe. Erst bei retrospektiver Betrachtung lässt sich im konventionellen Röntgenbild eine Keilwirbelbildung von BWK 6–8 erahnen, die durch Nachweis des sogenannten „bone bruise" (Knochenmarködem) als indirektem Frakturzeichen in der MRT bestätigt wurde. **a** Konventionelles Röntgenbild (a.p.); **b** Konventionelles Röntgenbild (seitl.); **c** MRT, T2-gewichtete Sequenz, sagittale Schnittebene.

der beim Aufprall ein Hyperflexionstrauma der LWS induziert [10]. Klinisches Korrelat solcher Verletzungen sind Abschürfungen im Bereich der Beckenkämme und der frontolateralen Bauchwand.

In 90% der Fälle werden bei Verletzungen der kindlichen BWS und LWS reine Kompressionsverletzungen beobachtet. Distraktions- und Rotationsverletzungen sind dagegen selten, zumeist aber mit einer höheren Rate neurologischer Komplikationen und einer schlechten Prognose behaftet [12]. In unserem Krankengut überwiegen Verletzungen der BWS, wo häufig Mehretagenfrakturen anzutreffen sind (Abb. 4). Der Nachweis solcher Frakturen entzieht sich oftmals der konventionellen Bildgebung, kann im Rahmen der Schockraumdiagnostik mittels CT jedoch zuverlässig gesichert werden. Besonders sensitiv ist die MRT, mit der auch indirekte Frakturzeichen wie das sogenannte „bone bruise" erfasst werden.

Schwerwiegende Verletzungen wie vollständige Berstungsfrakturen sowie Typ-B- und -C-Verletzungen sind bei Kindern unter 12 Jahren selten und meist Ausdruck eines heftigen Trauma mit schweren Thorax- oder Abdominalverletzungen (Abb. 5). Grundsätzlich ist bei Vorliegen solcher Läsionen wie beim Erwachsenen eine operative Versorgung anzustreben, wobei sich der Zeitpunkt der Operation nach dem Ausmaß eventueller neurologischer Komplikationen sowie dem Zustand des Gesamtorganismus richten muss. In unserem eigenen Krankengut polytraumatisierter Kinder haben wir bislang nur in wenigen Einzelfällen eine primäre Stabilisierung der BWS oder LWS vornehmen müssen.

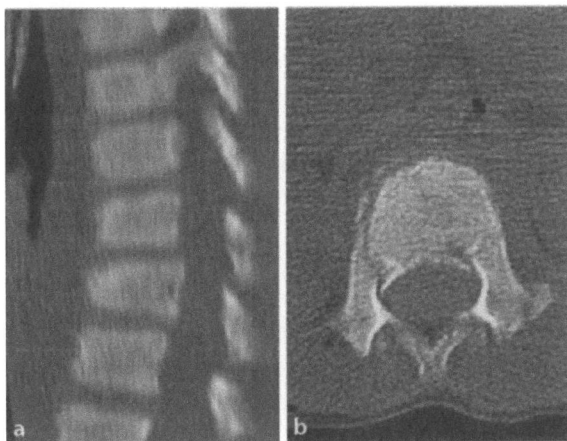

Abb. 5a, b. 6-jähriger Patient nach schwerem Verkehrsunfall. Im Vordergrund stand das schwere Schädel-Hirn-Trauma, welches unmittelbar nach der Aufnahme zum Exitus letalis führte. In der Primärdiagnostik Nachweis einer Rotationsverletzung von LWK 1 mit geringer Translation des Wirbelkörpers, Querfortsatzfraktur links sowie Pedikelfraktur rechts. **a** CT mit sagittaler Rekonstruktion; **b** CT mit typischer Schichtführung.

Grundsätzlich existieren gegenwärtig keine allgemein gültigen Richtlinien zur Versorgung kindlicher BWS- und LWS-Verletzungen. Als unbestritten gilt derzeit, daß stabile Kompressionsfrakturen konservativ behandelt werden sollten. Kontrovers wird hingegen das Vorgehen bei einer Berstungsfraktur des Wirbelkörpers diskutiert. Einige Autoren befürworten ein konservatives Management mit Reposition und Retention im Gipsmieder [12, 26]. Neuere Daten weisen daraufhin, dass es bei Kindern über 12 Jahren in Analogie zum Erwachsenenalter bei einer konservativen Behandlung zur Ausbildung einer progredienten Kyphose kommt [15]. Aus unserer Sicht sollten ältere Kinder mit einer Berstungsfraktur der BWS oder LWS daher einer operativen Stabilisierung zugeführt werden.

Weitgehende Einigkeit besteht darüber, daß irreponible Läsionen, Frakturen mit begleitender Neurologie, Typ-B-Verletzungen mit vorwiegend ligamentärer Komponente sowie Rotationsverletzungen an der kindlichen BWS und LWS operativ stabilisiert werden müssen. Die kurzstreckige dorsale Spondylodese stellt dabei das Verfahren der Wahl dar. Als weitere Indikation für eine chirurgische Intervention ist das Vorliegen einer „SCIWORA" mit progredienter neurologischer Symptomatik zu nennen. In einem solchen Fall sollte neben einer Entlastung durch (Hemi-)Laminektomie eine dorsale Stabilisierung durchgeführt werden, um eine sekundäre Fehlstellung infolge der Laminektomie zu verhindern.

Die meisten Verletzungen der kindlichen BWS und LWS sind mit einer überaus günstigen Prognose behaftet. Aufgrund des hohen Korrekturpotentials der im Wachstum befindlichen Wirbelsäule können auch größere Fehlstellung egalisiert werden, so dass langfristige Beschwerden in der Regel nicht resultieren [14]. Davon ausgenommen sind Verletzungen mit begleitender Neurologie sowie die hoch instabilen Distraktions- und Rotationsverletzungen. Prognostisch ungünstig sind auch Verletzungen mit einer Beteiligung der Wachstumsfugen, da diese durch einen vorzeitigen Fugenschluss zu einem progredienten Fehlwachstum mit entsprechender Beschwerdesymptomatik führen können.

Zusammenfassung

Verletzungen der Wirbelsäule sind im Wachstumsalter eine Rarität. Während bei polytraumatisierten Erwachsenen die Inzidenz von Wirbelsäulenverletzungen relativ gut dokumentiert ist, liegen vergleichbare Zahlen für Kinder nicht vor. Es ist jedoch davon auszugehen, dass Kinder im Rahmen einer Polytraumatisierung deutlich seltener als Erwachsene von einer Verletzung der Wirbelsäule betroffen sind.

In der primären Schockraumdiagnostik des polytraumatisierten Kindes haben konventionelle Röntgenverfahren an Bedeutung verloren und werden zunehmend durch die moderne Schnittbildgebung verdrängt werden, welche knöcherne und ligamentäre Verletzungen der kindlichen Wirbelsäule zuverlässig visualisieren. Von herrausragender Bedeutung ist der Ausschluss einer instabilen Verletzung des kraniozervikalen Übergangs, um eine unbeherrschbare und letztlich letale Kompromittierung der Medulla oblongata durch frühzeitige Intervention abwenden zu können.

Verletzungen im Bereich von BWS und LWS sind seltener anzutreffen und oft Ausdruck eines erheblichen Thorax- oder Abdominaltrauma. Das Therapiemanagement richtet sich nach dem neurologischen Status und dem Zustand der Gesamtorganismus. Aufgrund der besonderen anatomischen Gegebenheiten und der hieraus resultierenden Korrekturpotenz der kindlichen Wirbelsäule ist bei intakten Wachstumsfugen und den vorwiegend anzutreffenden Kompressionsverletzungen v.a. bei Kindern unter 12 Jahren von einer sehr guten Prognose auszugehen.

Literatur

1. Akbarnia BA (1999) Pediatric spine fractures. Orthop Clin North Am 30: 521–536
2. Bardenheuer M, Obertacke U, Waydhas C, Nast-Kolb D (2000) [Epidemiology of the severely injured patient. A prospective assessment of preclinical and clinical management. AG Polytrauma of DGU]. Unfallchirurg 103:355–363
3. Beaunoyer M, St Vil D, Lallier M, Blanchard H (2001) Abdominal injuries associated with thoraco-lumbar fractures after motor vehicle collision. J Pediatr Surg 36:760–762
4. Blauth M, Schmidt U, Lange U (1998) Injuries of the cervical spine in children. Unfallchirurg 101:590–612

5. Bonadio WA (1993) Cervical spine trauma in children: Part II. Mechanisms and manifestations of injury, therapeutic considerations. Am J Emerg Med 11: 256–278
6. Eleraky MA, Theodore N, Adams M, Rekate HL, Sonntag VK (2000) Pediatric cervical spine injuries: report of 102 cases and review of the literature. J Neurosurg 92:12–17
7. Floman Y, Kaplan L, Elidan J, Umansky F (1991) Transverse ligament rupture and atlanto-axial subluxation in children. J Bone Joint Surg Br 73:640–643
8. Giguere JF, St Vil D, Turmel A, Di Lorenzo M, Pothel C, Manseau S, Mercier C (1998) Airbags and children: a spectrum of C-spine injuries. J Pediatr Surg 33:811–816
9. Grabb PA, Pang D (1994) Magnetic resonance imaging in the evaluation of spinal cord injury without radiographic abnormality in children. Neurosurgery 35:406–414
10. Griffet J, Bastiani-Griffet F, El Hayek T, Dageville C, Pebeyre B (2002) Management of seat-belt syndrome in children. Gravity of 2-point seat-belt. Eur J Pediatr Surg 12:63–66
11. Hamilton MG, Myles ST (1992) Pediatric spinal injury: review of 61 deaths. J Neurosurg 77:705–708
12. Kathrein A, Huber B, Waldegger M, Freund MC, Daniaux H (1999) [Management of injuries of the thoracic and lumbar vertebrae in children]. Orthopade 28:441–450
13. Keiper MD, Zimmerman RA, Bilaniuk LT (1998) MRI in the assessment of the supportive soft tissues of the cervical spine in acute trauma in children. Neuroradiology 40:359–363
14. Kerttula LI, Serlo WS, Tervonen OA, Paakko EL, Vanharanta HV (2000) Posttraumatic findings of the spine after earlier vertebral fracture in young patients: clinical and MRI study. Spine 25:1104–1108
15. Lalonde F, Letts M, Yang JP, Thomas K (2001) An analysis of burst fractures of the spine in adolescents. Am J Orthop 30:115–120
16. Magerl F, Aebi M, Gertzbein SD, Harms J, Nazarian S (1994) A comprehensive classification of thoracic and lumbar injuries. Eur Spine J 3:184–201
17. Navascues del Rio JA, Romero Ruiz RM, Soleto MJ, Cerda BJ, Barrientos FG, Sanchez MR, Molina HE, De Tomas PE, Agustin Asensio JC, Luque MR, Aguilar TF, Vazquez EJ (2000) First Spanish Trauma Registry: analysis of 1500 cases. Eur J Pediatr Surg 10:310–318
18. Niibayashi H (1998) Atlantoaxial rotatory dislocation. A case report. Spine 23:1494–1496
19. Remmers D, Regel G, Neumann C, Pape HC, Post-Stanke A, Tscherne H (1998) [Pediatric polytrauma. A retrospective comparison between pediatric, adolescent and adult polytrauma]. Unfallchirurg 101:388–394
20. Riccabona M, Lindbichler F (2002) [Trauma radiology in the child]. Radiologe 42:195–209
21. Ruge JR, Sinson GP, McLone DG, Cerullo LJ (1988) Pediatric spinal injury: the very young. J Neurosurg 68:25–30
22. Sawyer JR, Flynn JM, Dormans JP, Catalano J, Drummond DS (2000) Fracture patterns in children and young adults who fall from significant heights. J Pediatr Orthop 20:197–202
23. Schmitz M, Dallek M, Meenen N, Puschel K, Jungbluth KH (1989) [Fatal injury in childhood. Analysis of 160 autopsies]. Unfallchirurgie 15:174–179

24. Schwarz N (1998) [The „posterior cervical line". A radiodiagnostic parameter of the cervical spine in children]. Unfallchirurg 101:557–559
25. Schwarz N, Ohner T, Schwarz AF, Gerschpacher M, Meznik A (1993) [Injuries of the cervical spine in children and adolescents]. Unfallchirurg 96:235–241
26. Turgut M, Akpinar G, Akalan N, Ozcan OE (1996) Spinal injuries in the pediatric age group: a review of 82 cases of spinal cord and vertebral column injuries. Eur Spine J 5:148–152

10 Extremitätenversorgung beim kindlichen Polytrauma

M. Seif El Nasr, W. Schlickewei

■ Einleitung

Beim kindlichen Polytrauma steht die Versorgung der Extremitätenverletzungen hinter den lebenserhaltenden Soforteingriffen an. Demgegenüber steht das Bestreben, bei den kindlichen Extremitätenverletzungen eine primär definitive Versorgung durchzuführen und bei den Frakturen Nachrepositionen sowie Therapiewechsel zu vermeiden. Es gilt somit, die Versorgung der Extremitätenverletzungen, abhängig vom Verletzungsmuster und der Verletzungsschwere, in ein Gesamtkonzept der kindlichen Polytraumaversorgung einzugliedern. In Deutschland erfolgt die Versorgung kindlicher Polytraumen in der Regel in Erwachsenentraumazentren. Flächendeckend sind hier Kindertraumazentren, wie es sie in den USA gibt, nicht verfügbar. Es ist daher naheliegend, das Behandlungskonzept an den bereits vorhandenen Konzepten der Erwachsenentraumazentren anzulehnen [8].

Grundprinzip für die Behandlung des Polytraumas ist, dass zu jedem Zeitpunkt nicht die Einzelverletzung und deren Therapie im Vordergrund steht, sondern die Summe der Verletzungen und die aus ihrer Gesamtheit resultierenden möglichen Komplikationen. Es gilt, den Überblick über das Gesamtverletzungsausmaß zu behalten und schrittweise systematisch in der Versorgung vorzugehen. Hierfür haben sich Organisationsschemata, abgebildet in Algorithmen, als sehr hilfreich erwiesen. Die Algorithmen bilden Leitkonzepte, die als Entscheidungsbaum ein systematisches und problemorientiertes Vorgehen bei der Diagnostik und Therapie ermöglichen [6].

■ Epidemiologie der Extremitätenfrakturen beim kindlichen Polytrauma

Während die Unfallmortalität im Kindesalter durch die Todesursachenstatistik des Statistischen Bundesamtes zuverlässig dokumentiert ist, sind Zahlen bezüglich der Unfallmorbidität, also der nicht tödlichen Kinderunfälle, wesentlich schwieriger zu erhalten. Da es keine zentrale Erfas-

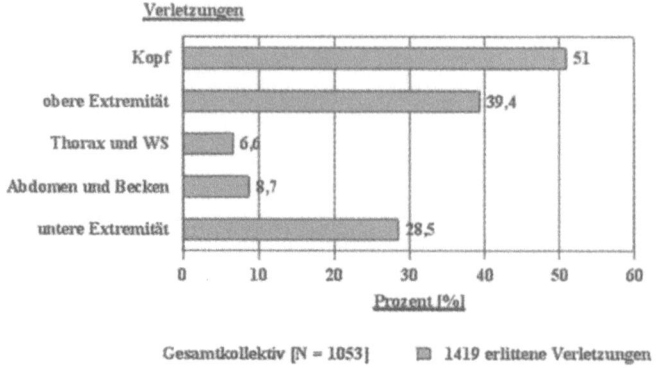

Abb. 1. Verletzungshäufigkeiten der einzelnen Skelettabschnitte im Gesamtkollektiv von 1053 Unfallverletzten Kindern (Januar 88–September 91; Unfallchirurgie – Uniklinik Freiburg).

sungsstelle für Unfälle gibt, ist man auf Aussagen zu Teilbereichen des Unfallgeschehens aus der Verkehrsunfallstatistik, den Statistiken der Unfallversicherungsträger oder monozentrischen Auswertungen angewiesen. Izant et al. [4] stellten 1966 fest, dass es nur wenige Untersuchungen zu den nicht tödlichen Unfällen im Kindesalter gibt, obwohl die unfallbedingte Verletzung eines der am schlechtesten verstandenen und ernstesten sozialen, ökonomischen und medizinischen Probleme unserer Zeit darstellt [4]. Diese Feststellung hat auch 2002, 36 Jahre später, ihre Gültigkeit nicht verloren.

In einem eigenen nachuntersuchten Kollektiv vom Januar 88 bis September 91 wurden an der Unfallchirurgischen Klinik der Universitätsklinik Freiburg im Breisgau 1053 Kinder wegen Unfallverletzungen stationär behandelt (Lascho 1994). Abbildung 1 zeigt die Verletzungshäufigkeiten der einzelnen Skelettabschnitte im Gesamtkollektiv. Von diesen 1053 Kinder hatten 37 (3,5%) ein Polytrauma erlitten.

■ Der Versorgungszeitpunkt orientiert sich an klinischen Perioden

Der Versorgungszeitpunkt der verschiedenen Verletzungen orientiert sich an typischen posttraumatischen Verlaufsmuster und pathophysiologische Abläufe. Daraus ergeben sich zeitlich definierte Abläufe [10] (Tabelle 1).

Die akute oder Reanimationsperiode ist der Behandlung akut lebensbedrohlicher Situationen vorbehalten. Im Hinblick auf Extremitätenverletzungen fällt in diese Behandlungsphase lediglich die präliminäre Stillung arterieller Blutungen. Die Behandlung der Extremitätenverletzungen fällt im Wesentlichen in die primäre und sekundäre Periode (Tabelle 2). Die primäre Periode beginnt nach Stabilisierung der Hämodynamik, der Lungenfunktion und des Neurostatus mit einer Reevaluation. Zeigt diese, dass

Tabelle 1. Behandlungskonzept für das Polytrauma. Orientierung an klinischen Perioden

- Akute oder Reanimationsperiode (1. bis max. 3. Stunde)
- Primäre oder Stabilisationsperiode (1–72 h)
- Sekundäre oder Regenerationsperiode (3. bis 14. Tag)
- Tertiäre oder Rehabilitationsperiode (Wochen bis Monate nach Trauma)

Tabelle 2. Periodenabhängige Behandlung der Extremitätenverletzungen beim Polytraumatisierten. Jede Periode entspricht einem Zeitraum im posttraumatischen Verlauf und ordnet diesem therapeutische Schritte zu

Periode	Verletzung	Versorgung
Akute Periode	– spritzende arterielle Gefäßverletzung	**Lebenserhaltende Soforteingriffe (1. Operationsphase)** – Blutstillung
Primäre Periode	– Fx. mit Gefäßverletzung – Fx. mit Kompartment – Fx. offen – Fx. geschlossen (untere Extremität)	**Primäreingriffe (2. Operationsphase)** – Gefäßversorgung – Fasziotomie – Debridement – temporäre Fx.-Fixation – definitive Fx.-Fixation
Sekundäre Periode	– ausgedehnte Weichteildefekte – Fx. geschlossen (obere Extremität) – komplexe Gelenksrekonstruktion	**Sekundäreingriffe (3. Operationsphase)** – temporäre Fx.-Fixation – definitive Fx.-Fixation
Tertiäre Periode	– schlechte Weichteildeckung – offene Wundbehandlung – verzögerte Frakturheilung	**Tertiäreingriffe (4. Operationsphase)** – Weichteilverschluss/ plastische Deckung – Korrektureingriffe

eine weitere operative Versorgung den Allgemeinzustand evtl. verschlechtern könnte, so muss trotzdem bei spezifischen Verletzungen zumindest eine „Notfallversorgung" erfolgen. So ist, z.B. bei Frakturen mit Gefäßbeteiligung oder Kompartmentsyndrom, die Wiederherstellung der Gefäßkontinuität bzw. die Kompartmentspaltung erforderlich. Die Frakturversorgung erfolgt dann präliminär durch „kunstlose" Fixateurmontagen, evtl. auch ohne Bildverstärker im Schockraum oder auf der Intensivstation. Eine spätere Korrektur nach Stabilisierung des Allgemeinzustandes ist dann erforderlich. Ein modularer Aufbau des Fixateurs erleichtert die spätere Nachreposition. Zeigt die Reevaluation eine zunehmende Stabilisierung erfolgt bereits hier die definitive Frakturversorgung, vornehmlich die Versorgung der langen Röhrenknochen der unteren Extremität. Mit Beginn der Sekundärperiode sollte bereits eine weitgehende Stabilisierung des Allgemeinzustandes eingetreten sein. Zeitaufwendige Eingriffe an den Extremitäten, wie Gelenkrekonstruktionen, können nun vorgenommen werden. In der Tertiärperiode wird die endgültige Rehabilitation durch korrigierende Eingriffe und rekonstruktive Maßnahmen flankiert.

Grundsätzliches zur Versorgung von Extremitätenfrakturen beim kindlichen Polytrauma

Die Behandlung von Frakturen der langen Röhrenknochen im Kindesalter hat sich in den vergangenen Jahren von konservativen hin zu operativen Therapieverfahren gewandelt. Im Vordergrund der Therapieentscheidung steht das Alter des Kindes unter Berücksichtigung von Größe und Knochenalter. Bei der Verfahrenswahl gehen sowohl Unfallursache und Verletzungstyp mit ein, als auch begleitende Faktoren wie Patientenkomfort, familiäre und ökonomische Aspekte. Das Polytrauma an sich zählt bereits zu den guten übergeordneten Indikationen für eine operative Frakturversorgung, weitere Gründe können hinzukommen (Tabelle 3).

Ein SHT kann verschiedene Einflüsse auf Extremitätenverletzungen haben. So kommt es bei SHT-Patienten zu einem schnelleren Ausheilen der Frakturen. Der Grund hierfür ist nicht definitiv bekannt, aber bewusstlose polytraumatisierte Patienten haben einen wesentlich höheren Serum-Calcitoninspiegel als wache Patienten mit entsprechenden Frakturen [3]. Als Folge eines SHT's kann es bereits wenige Tage nach Trauma zu einer einsetzenden Spastik kommen. Frakturen die in solchen Fällen mit einer Extension oder einem Gipsverband behandelt sind können dislozieren, was wiederum zu erheblichen Weichteilirritationen führen kann. Schon wegen der eingeschränkten Lagerungsmöglichkeiten ist eine Extensionsbehandlung

Tabelle 3. Gute lokale und übergeordnete Gründe für die operative Frakturversorgung bei kindlichen Frakturen der langen Röhrenknochen

Lokale Gründe	Übergeordnete Gründe
Offene Fraktur/Weichteilschaden	SHT/Polytrauma
Begleitender Gefäß-Nerven-Schaden	Spastik
Kompartmentsyndrom	Kettenverletzung
Nicht reponible Fraktur	Bilaterale Verletzung
Instabile Fraktur	Frakturen kurz vor Wachstumsabschluss
Dislozierte Gelenk-/Fugenfrakturen	

beim Polytrauma nicht angebracht. Sie hat ihren Stellenwert in der kindlichen Frakturbehandlung – bis auf wenige Indikationen beim Säugling – ohnehin komplett eingebüßt. Des Weiteren kann es bei SHT-Patienten zu heterotopen Ossifikationen mit entsprechenden Bewegungseinschrenkungen der betroffenen Gelenke – vornehmlich Hüfte und Ellenbogen – kommen.

■ Akutperiode

Die Akutversorgung erfolgt im Schockraum des erstversorgenden Krankenhauses. Das primäre Ziel in der Akutperiode ist die Erkennung akut lebensbedrohender Verletzungen sowie die Stabilisierung von Atmung, Kreislauf und Neurostatus. Dieser definierte Zeitraum sollte maximal eine Stunde betragen und damit die sog. „golden hour of shock" nicht überschreiten [1].

Im Hinblick auf Extremitätenverletzungen fällt in diese Behandlungsphase eine genaue standardisierte klinische Untersuchung und der sinnvolle Einsatz von Nativröntgenaufnahmen. Am Ende der Untersuchungssequenz sollten die Diagnosen der Extremitätenverletzungen hinsichtlich Durchblutung, Kompartment (Neurologie), Fraktur und Weichteilschaden stehen und evtl. erforderliche weiterführende Diagnostik (z.B. CT, Angio) für die spätere Durchführung festgelegt sein. Therapeutisch fällt in diese Periode an den Extremitäten lediglich die präliminäre Stillung arterieller Blutungen und, falls noch nicht an der Unfallstelle geschehen, das sterile verbinden offener Frakturen (1. Operationsphase; Lebenserhaltende Soforteingriffe).

■ Primärperiode

Wiederum beschränkt auf die Extremitätenverletzungen erfolgt in dieser Periode die weiterführende Diagnostik zur Komplettierung der bisher erhobenen Befunde. So erfolgt nun die Abklärung evtl. Gefäßverletzungen durch Dopplersonographie und/oder Angiographie und die erweiterte Röntgendiagnostik des Skelettsystems durch CT, z.B. bei Gelenkverletzungen. Nach abgeschlossener Diagnostik und bei hämodynamisch stabilen Verhältnissen, können die Verletzungen der zweiten Priorität versorgt werden. Dazu gehören Frakturen mit begleitenden Läsionen der großen Gefäße, Frakturen mit Kompartmentsyndrom, offene Frakturen, offene Gelenkverletzungen sowie geschlossene Frakturen der langen Röhrenknochen der unteren Extremität (2. Operationsphase; Primäreingriffe) (Tabelle 2). Dieser operative Abschnitt wird auch als „verzögerte Primärchirurgie" oder als „day one surgery" bezeichnet [9]. Simultanversorgungen sind hier möglich und sinnvoll.

Frakturen mit begleitender Gefäßverletzung/Amputationsverletzungen (prim. Versorgung)

Erste Priorität bei der Versorgung haben Frakturen mit begleitender Gefäßverletzung. Führende Faktoren bei der Entscheidung zum Extremitätenerhalt sind hier der begleitende Weichteil- und Nervenschaden. Die Indikation zum Extremitätenerhalt kann sicher weiter gestellt werden als beim Erwachsenen, entscheidend ist aber auch hier das Intervall der Ischämie und – gerade beim Polytrauma – der zu erwartende Reperfusionsschaden. In Extremfällen gilt auch hier der Grundsatz „life before limb". Der geeignete Zugang zur Versorgung der Extremitätenverletzung orientiert sich an dem besten Zugang zur Gefäßversorgung. Die Reihenfolge der Versorgungsschritte ist Osteosynthese, Gefäßrekonstruktion und abschließende Weichteilversorgung. Gelegentlich kann es erforderlich werden, wegen der Ischämiezeit die Gefäßrekonstruktion als erstes durchzuführen. Als Osteosyntheseverfahren kommt hier bei epiphysären und metaphysären Frakturen in erster Linie die K-Drahtosteosynthese in Frage mit zusätzlichem Gelenküberbrückendem Fixateur externe (transartikuläre externe Fixation = TEF). Gegenüber der zusätzlichen Gipsbehandlung erleichtert der Fixateur die Weichteilbeurteilung und die erforderlichen Verbandswechsel. Bei manchen Frakturformen und Frakturlokalisationen ist eine Schrauben- oder Plattenosteosynthese denkbar, die Verfahrenswahl folgt dann den Regeln der regulären operativen Versorgung der jeweiligen Monoverletzung. Bei diaphysären Frakturen ist der Fix. ext. die Methode der Wahl. Eine Versorgung dieser Frakturen mittels elastisch stabiler Markraumschienung (ESIN) ist in Abhängigkeit vom Weichteilschaden möglich, sollte jedoch nur bei sicher stabil zu versorgender Fraktur erfolgen (keine Grenzindikationen der ESIN!). Angestrebt wird jeweils eine definitive Versorgung ohne geplanten Verfahrenswechsel. Eine evtl. erforderliche Spongiosaplastik bleibt allerdings einem weiteren Eingriff in der Tertiärperiode vorbehalten.

Frakturen mit Kompartmentsyndrom (prim. Versorgung)

Bei diesen Verletzungen steht die Dekompression der betroffenen Kompartimente im Vordergrund. Nach kompletter Dermato-Fasciotomie muss die Wunde offen bleiben. Für diese Wundbehandlungen hat sich die Vakuum-Versiegelung bewährt. Der Wundverschluss erfolgt successive sekundär, evtl. auch durch Mesh-Graft-Deckung. Alle Frakturen, die als Monoverletzung stabil mittels ESIN versorgt werden können, sollten auch bei vorliegen eines Kompartmentsyndroms im gleichen Eingriff mit der Kompartmentspaltung so versorgt werden. Am Unterarm ist die ESIN-Versorgung das Verfahren der Wahl. Am Oberschenkel und Oberarm hat die ESIN Versorgung gegenüber dem Fix. ext. wegen der Fixateurplatzierung einen deutlichen Vorteil. Am Unterschenkel wird hingegen der Fix. ext. favorisiert. Gelenknahe Verletzungen die mit ESIN nicht sicher stabil versorgt werden können werden entsprechend der jeweiligen Monoverletzung operativ versorgt. Entscheidend ist, dass nach Kompartmentspaltung das Osteosynthesematerial weichteilbedeckt bleibt. Als zusätzliche, gelenküberbrückende Stabilisierung wird beim Polytrauma der Fix. ext. favorisiert (TEF).

Offene Frakturen und offene Gelenkverletzungen (prim. Versorgung)

Alle offenen Frakturen werden in der Primärperiode behandelt. Dies beinhaltet ein radikales Debridement, eine ausgiebige Spülung/Jet Lavage und die anschließende stabile Frakturversorgung. Für die Frakturstabilisierung gilt hier sinngemäß das gleiche wie bei Frakturen mit Gefäßbeteiligung. Auf die Weichteildeckung des Osteosynthesematerials ist hier besonders zu achten. Schwere offene intraartikuläre Frakturen erfordern hingegen oft ein zweizeitiges Vorgehen. Im ersten Schritt erfolgt nach Debridement die Rekonstruktion der Gelenkfläche und deren Stabilisierung mittels K-Drähten und Schrauben (minimal-invasive Osteosynthese = MIO) sowie eine Immobilisierung des Gelenkes mittels TEF. Bei ausgedehntem Weichteilschaden ist eine primäre Plattenosteosynthese kontraindiziert [2]. Nach Konsolidierung der Weichteile kann dies sekundär in der Tertiärperiode erfolgen.

Geschlossene Frakturen (spät prim. Versorgung)

Die stabile Fixation langer Röhrenknochen lindert den Schmerz, verhindert sekundäre Weichteilschäden, minimiert den posttraumatischen Stress und damit die Inzidenz posttraumatischer Komplikationen (ARDS, MOV etc.). Ein wesentliches Prinzip der Extremitätenfrakturversorgung beim kindlichen Polytrauma ist daher eine möglichst stabile Fixation auch der geschlossenen Frakturen der langen Röhrenknochen in der Primärperiode. Bei Verlegung auf Intensivstation muss das Kind frei von Extensionen sein und auch frei von Oberschenkelgipsverbänden (Abb. 2). Gilchrist- und Oberarmgipsverbände werden in diesem Zusammenhang kontrovers diskutiert. Für Oberarmschaftfrakturen wird je nach Frakturform eine ESIN oder Fixateur-externe-Stabilisierung gefordert, während für prox. Humerusfrakturen in dieser Periode ein Gilchristverband toleriert wird. Bei Frakturen um den Ellenbogen sowie Unterarmfrakturen wird eine Gipsruhigstellung ebenfalls toleriert. Unterarmgipsverbände für geschlossene periphere Frakturen sind akzeptiert. Diese Frakturen der oberen Extremität können konservativ behandelt werden oder werden in der Sekundärperiode versorgt. Demgegenüber werden geschlossene Frakturen des prox. Oberschenkels und des Oberschenkelschafts in dieser Periode definitiv versorgt. Die Verfahrenswahl entspricht der bei der Versorgung der jeweiligen Monoverletzung, wobei dem Fixateur bei der Polytraumaversorgung der Oberschenkelschaftfraktur eine größere Bedeutung zukommt als bei der Versorgung der gleichen Monoverletzung. Dist. Femur- oder prox. Tibiafrakturen

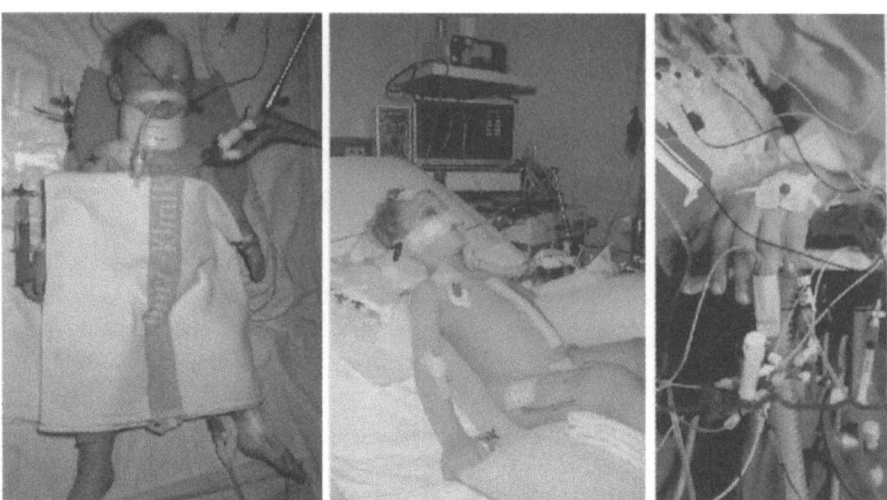

Abb. 2. Das wesentliche Prinzip der Extremitätenfrakturversorgung beim kindlichen Polytrauma ist die stabile Fixation auch geschlossener Frakturen der langen Röhrenknochen in der Primärperiode. Bei Verlegung auf Intensivstation muss das Kind möglichst frei von Extensionen und Gipsverbänden sein.

benötigen eine TEF, evtl. mit zusätzlicher K-Drahtosteosynthese. Ist bei diesen Frakturen eine aufwendige Gelenkrekonstruktion erforderlich, erfolgt diese sekundär in der Sekundärperiode. Als besonders problematisch erweist sich die Beurteilung des geschlossenen Weichteilschadens [7]. Liegt ein höhergradiger geschlossener Weichteilschaden vor (G_{3-4}) so erfolgt die Frakturstabilisierung entsprechend dem Konzept beim Kompartmentsyndrom. Zusätzlich erfordert der Weichteilschaden eine operative Sanierung.

■ Sekundärperiode

In dieser Periode erfolgt die Versorgung der geschlossenen Frakturen der oberen Extremität – die Oberarmschaftfraktur ist bereits versorgt (siehe Primärperiode) – sofern hierfür eine Operationsindikation noch besteht. Weiterhin werden, sofern erforderlich, jetzt auch die geschlossenen peripheren Frakturen der unteren Extremität an OSG und Fuß versorgt. Aufwendigste Versorgungen dieser Periode sind die komplexen Gelenkrekonstruktionen der geschlossenen Frakturen. Die Verfahrenswahl entspricht hier der bei Versorgung der entsprechenden Monoverletzungen.

Bestehende Weichteilprobleme erfahren ein Nachdebridement und eine Konsolidierung des Wundgrundes (3. Operationsfase; Sekundäreingriffe).

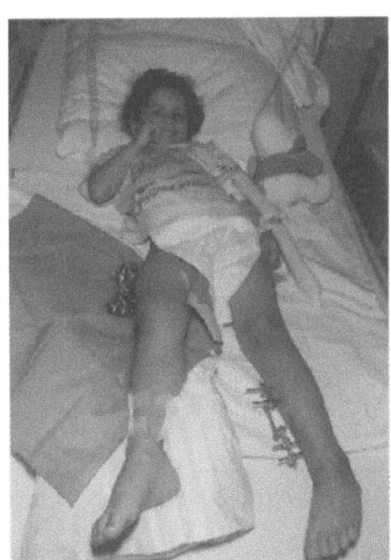

Abb. 3. 5-jähriges Mädchen in der Tertiärperiode nach Polytrauma. Die Verletzungen sind alle definitiv versorgt, die Mobilisierung fortgeschritten. Die Entlassung steht an.

Tertiärperiode

Die Weichteildefekte die bisher durch offene Wundbehandlung oder Vakuum-Versiegelung behandelt wurden erhalten einen sekundären Wundverschluss oder eine Weichteilrekonstruktion.

Wie bereit erwähnt erfolgt in dieser Phase auch die Komplettierung der Versorgung der schweren offenen Gelenkverletzungen bei denen bereits in der Primärperiode der Gelenkblock rekonstruiert wurde. An Osteosyntheseverfahren kommen hier Plattenosteosynthesen aber auch der Fix. ext. – z. B. als Hybridfixateur – in Frage. Knochendefekte erhalten eine Spongiosaplastik oder eine Spaninterposition. Größere Defekte benötigen evtl. einen Segmenttransport. Korrektureingriffe schließen die Versorgung ab (3. Operationsfase; Tertiäreingriffe). Nach erfolgter Mobilisierung steht nun die Entlassung oder Verlegung in die Reha an (Abb. 3).

Resümee

Die Statistiken zeigen auch für Deutschland eine enorme Bedeutung des Unfalls bezüglich der Mortalität im Kindesalter. Angesichts der guten Behandlungsergebnisse aus den Kindertraumazentren der USA stellt sich die Frage ob derartige Einrichtungen nicht auch bei uns überfällig sind. So sinnvoll derartige Einrichtungen auch sein mögen, so ist deren Etablierung allein nicht ausschlaggebend für die guten Behandlungsergebnisse. Vielmehr sind den Publikationen zu Folge das engagierte und konsequente

Einstehen für festgelegte Strategien und Behandlungsabläufe wesentlich für die Erfolge verantwortlich. Damit ergibt sich – zumindest als erster Schritt – eine für unsere Verhältnisse umsetzbare Alternative, die mancherorts bereits erfolgreich praktiziert wird: die Behandlung der kindlichen Polytraumen an pädiatrischen oder traumatologischen Zentren nach Leitkonzepten, die als Entscheidungsbaum ein systematisches und problemorientiertes Vorgehen bei der Diagnostik und Therapie ermöglichen. Anders als bei der Schweregradeinteilung der kindlichen Verletzungen ist es hier möglich, sich an bereits vorhandenen und bewährten Konzepten aus der Erwachsenentraumatologie zu orientieren. Die Erfahrungen aus den USA haben aber auch gezeigt, dass es mit der Umsetzung dieser Konzepte und Behandlungsabläufe allein nicht getan ist. Eine ständige Evaluation und Verbesserung, vor allem aber eine Vereinheitlichung der Maßnahmen auf dem Boden multizentrischer Erfahrungen ist erforderlich und nur sie kann letztendlich zu allgemein gültigen und akzeptierten Leitlinien in der Behandlung des kindlichen Polytraumas führen.

■ Literatur

1. Cowley RA, Sacco WJ, Gill W et al (1974) A prognostic index for severe trauma. J Trauma 14:1929-1935
2. Bastian L, Blauth M, Thermann H, Tscherne H (1995) Verschiedene Therapiekonzepte bei schweren Frakturen des Pilon tibiale (Typ-C-Verletzungen). Eine Vergleichsstudie. Unfallchirurg 98:551-558
3. DeBastiani G, Mosconi F, Spagnol G, Nicolato A, Ferrari S (1992) High Calcitonin Levels in Unconscious Polytrauma Patients. J Bone Joint Surg 74B:101-104
4. Izant RJ, Hubay CA (1966) The annual injury of 15 000 000 children: A limited study of childhood accidental injury and death. J Trauma 6:65-71
5. Lascho C (1994) Das Verletzte Kind. Dissertation. Uniklinik Freiburg, Unfallchirurgie
6. Nerlich ML, Tscherne H (1987) Der Trauma-Algorithmus – Entscheidungshilfe bei der Erstversorgung Schwerverletzter. Zentralbl Chir 112:1465-1472
7. Oestern HJ, Tscherne H (1983) Pathophysiologie und Klassifikation des Weichteilschadens. Hefte Unfallheilkd 162:1-10
8. Regel G, Lobenhofer Ph, Tscherne H (1997) Akutversorgung. In: Tscherne H, Regel G (eds) Trauma-Management: 257333. Springer, Berlin
9. Trentz O (1993) Management des Mehrfachverletzten. Ther Umsch 50:490-499
10. Tscherne H (1969) Der schwere Unfall: Erweiterte Erste Hilfe – Reihenfolge der Versorgung. (Abstract):151-156

11 Kindliche Handverletzungen

K.-J. Prommersberger, U. Lanz

■ Allgemeine Aspekte

Bei der Diagnostik, Therapie und Nachbehandlung kindlicher Handverletzungen muss man sich stets der Besonderheiten der „kleinen" Patienten bewusst sein. Diese sind weniger lokaler als vielmehr allgemeiner Natur. So ist beispielsweise das Ergebnis der Nervenregeneration bei Kindern um ein Vielfaches besser als bei Erwachsenen und das kindliche Skelett besitzt im Gegensatz zum Skelett des Erwachsenen prinzipiell die Möglichkeit der Spontankorrektur im weiteren Wachstum. Kinder erleben und verarbeiten Unfälle im Allgemeinen und Schmerzen im Speziellen vollkommen anders als Erwachsene. Die gezielte Untersuchung der Funktion einzelner Beugesehnen unmittelbar nach einer Schnittverletzung ist bei einem Kind im Gegensatz zum Erwachsenen oft nicht möglich. Andererseits setzen Kinder Hand und Finger trotz Ruhigstellung im Unterarm-Handgelenksgips rasch unbekümmert ein, während Erwachsene dies häufig nur sehr zögerlich tun.

Diagnostik

Voraussetzung für eine korrekte Diagnostik von Handverletzungen ist die genaue Kenntnis der funktionellen Anatomie sowie im Falle von Knochen- und Gelenkverletzungen das Vorliegen korrekt angefertigter Röntgenaufnahmen. Da unmittelbar nach einer Verletzung eine „geordnete" klinische Untersuchung der kindlichen Hand mit Palpation und Funktionsprüfung oft nicht möglich ist, kommt der Inspektion eine besondere Bedeutung zu. So lassen sich meist Beugesehnendurchtrennungen durch vermehrte Streckung des betroffenen Fingers in Ruheposition der Hand im Vergleich zu den unverletzten Fingern erkennen. Im Zweifelsfalle sollte man jedoch jede Wunde hinsichtlich einer Verletzungen tieferer Strukturen revidieren. Bei der Beurteilung von Röntgenaufnahmen kindlicher Hände schützen Kenntnisse, wann und in welcher Reihenfolge die Ossifikationskerne erscheinen, gerade am Karpus vor einer Überinterpretation.

Anästhesie

Eine sichere und ausreichend lange Schmerzausschaltung ist eine unbedingte Voraussetzung für die ungestörte Versorgung jeder Handverletzung. Dies gilt für Kinder noch mehr als für Erwachsene. Infiltrationsanästhesie und die Oberst-Leitungsanästhesie sind generell bei Handverletzungen eher ungeeignet, da sie schmerzhaft sind und zudem durch Aufschwemmen der Gewebe bzw. venöse Abflussbehinderung die Übersicht in der Wunde erschweren. Periphere Nervenblockaden in Höhe der Mittelhand, am Handgelenk oder Ellenbogen sind bei Kindern ebenfalls nicht empfehlenswert. Erfahrungsgemäß lassen sich bereits in einem Alter unter zehn Jahren bei kooperativen Kindern selbst länger dauernde Operationen in subaxillärer Plexusanästhesie durchführen. Ist eine Allgemeinnarkose erforderlich, empfiehlt sich das Einträufeln eines Lokalanästhetikums in die Wunde am Ende der Operation, besser noch die Kombination mit einer Armplexusanästhesie zur Verringerung der postoperativen Schmerzen. Durch die zusätzliche Plexusanästhesie kann die Allgemeinnarkose oberflächlich gehalten werden, was die Ausleitungszeit insbesondere bei Kleinkindern verkürzt. Bei mikrovaskulären Eingriffen reduziert die Plexusanästhesie die Gefahr eines bei Kindern häufiger als bei Erwachsenen auftretenden Gefäßspasmus.

Blutleere

Die Anwendung einer Blutleere ist in der Handchirurgie unabdingbar, da nur dadurch die feinen anatomischen Strukturen ohne zusätzliche Schädigung dargestellt und versorgt werden können. Die Blutleere wird durch Aufpumpen einer pneumatischen Manschette entsprechender Größe mit geeichtem Manometer am Oberarm angelegt. Bei Kindern wird der Arm im Gegensatz zu Erwachsenen in der Regel nicht mit einer Gummibinde ausgewickelt, sondern lediglich über Herzhöhe gehalten und ausgestrichen. Der Druck der Blutleere ist der Größe und dem Gewicht des Kindes anzupassen. Die Dauer der Blutleere sollte anderthalb bis zwei Stunden nicht überschreiten.

Atraumatische Operationstechnik

Das Operationstrauma ist durch eine möglichst „atraumatische" Technik so gering wie möglich zu halten. Neben einer Blutleere sollten deshalb besonders zarte Instrumente, feinstes Nahtmaterial und stets eine Lupenbrille und gegebenenfalls ein Operationsmikroskop verwendet werden. Das Gewebe ist vor dem Austrocknen zu schützen. Die Hautinzisionen sind so anzulegen, dass keine Narbenkontrakturen entstehen. Dabei ist zu berücksichtigen, dass bei Kindern im Gegensatz zu Erwachsenen auch bei einer längsgerichteten Schnittführung mediolateral im Verlauf des Wachstums an einem Finger Kontrakturen auftreten können.

Postoperative Ruhigstellung und Nachbehandlung

Gerade bei Kindern ist fast nach jeder handchirurgischen Operation eine Ruhigstellung erforderlich. Die Ruhigstellung soll einerseits die Heilung unterstützen, Schwellung und Ödem vermindern und andererseits Kontrakturen vermeiden. Die Ruhigstellungsdauer entspricht maximal der Zeit, die zur Heilung der operativ versorgten Strukturen notwendig ist. Wenn immer möglich sollten nur die verletzten Teile der Hand ruhiggestellt werden. Die Position der Ruhigstellung richtet sich nach anatomischen Gegebenheiten. Falls Verletzung oder Operation nichts anderes erfordern, steht das Handgelenk dabei in leichter Streckstellung, der Daumen in mittlerer Opposition und die Finger in Intrinsic plus-Position. Bei „Entfesselungskünstlern" sieht man sich jedoch durchaus gezwungen von diesen Regeln abzuweichen und z. B. nach Naht von Fingerbeugesehnen eine Ruhigstellung im Faustgips mit Einschluss des Hand- und Ellenbogengelenkes vorzunehmen. Da die postoperative Übungsbehandlung bei vielen Handverletzungen einen wesentlichen Einfluss auf das funktionelle Ergebnis hat, sollte sie so früh als möglich und sehr gezielt erfolgen. Die Erfahrung lehrt, dass bei vielen, wenn auch nicht bei allen Kindern bei entsprechender handtherapeutischer Anleitung und Überwachung noch vor Erreichen des Schulalters eine frühfunktionelle Nachbehandlung durchgeführt werden kann.

■ Knochen- und Gelenkverletzungen

Während der extrem elastische Knorpel des Kleinkindes, der bereits die Formen des Erwachsenenskelettes widerspiegelt, relativ widerstandsfähig gegen Verletzungen ist, kommt es ab dem achten Lebensjahr mit zunehmender Verknöcherung zu einem steilen Anstieg der Inzidenz von Frakturen des Handskelettes. Zweifelsohne spielt hierbei auch eine Rolle, dass Kinder mit Erreichen des Schulalters zunehmend ungestüm und sportlich aktiv (Kontaktsport) sind. Frakturen des Handskelettes finden sich häufiger bei Jungen als bei Mädchen. Die Phalangen sind geringfügig häufiger frakturiert als die Mittelhandknochen; Zeige- und Kleinfinger öfters als Daumen, Mittel- und Ringfinger.

Frakturen des Handskelettes im Kindesalter sind eine Domäne der konservativen Therapie. Die Beurteilung der Konsolidation erfolgt im Wesentlichen klinisch, da erst lange nach der Konsolidation radiologisch ein Kallus z. B. an den Phalangen sichtbar wird. Wachstumsstörungen sind im gesamten Bereich des Handskelettes außerordentlich selten. Allerdings wird gelegentlich nach schweren komplexen Verletzungen, insbesondere nach Quetschverletzungen, ein vorzeitiger Epiphysenfugenverschluss mit daraus resultierender Verkürzung des betroffenen Skelettabschnittes beobachtet. Sowohl für die Phalangen als auch für die Metakarpalia gilt, dass sich Abkippungen in der Sagittalebene, der Hauptbewegungsebene der Hand, und

Seit-zu-Seit-Verschiebungen im weiteren Wachstum auch im Jugendalter noch gut korrigieren. Abkippungen in der Frontalebene und wahrscheinlich auch Rotationsfehler erfahren hingegen keine Korrektur. Verkürzungen bei Schaftfrakturen können persistieren.

Karpus

Sowohl Frakturen als auch Bandverletzungen der Handwurzel im Kindesalter sind extrem selten. Wie bei Erwachsenen so ist auch bei Kindern das *Kahnbein* am häufigsten betroffen. Während die Mehrzahl der Kahnbeinfrakturen im Erwachsenenalter im mittleren Drittel des Kahnbeines lokalisiert ist und eine mehr oder weniger starke „hump-back-Deformität" aufweist, betrifft die Hälfte der kindlichen Kahnbeinfrakturen das distale Drittel. Es handelt sich hierbei um Abscher- und Avulsionsfrakturen (Abb. 1). Kahnbeinfrakturen im mittleren Drittel im Kindesalter sind häufig Folge eines Hochenergietraumas und sollten deshalb stets Anlass sein, nach weiteren Verletzungen des Handgelenkes zu suchen. Frakturen des proximalen Kahnbeinpoles werden erst kurz vor der Skelettreife beobachtet, was damit zusammenhängt, dass der proximale Kahnbeinpol erst spät verknöchert. Kombinationen kindlicher Kahnbeinfrakturen mit distalen Radiusfrakturen aber auch mit gleichzeitiger Abscherung des Kapitatumkopfes (Scapho-capitate-fracture-Syndrome) wurden beschrieben [1, 4]. Kindliche Kahnbeinfrakturen sind überwiegend nicht oder nur gering verschoben und können entsprechend konservativ behandelt werden. Wir bevorzugen eine Ruhigstellung im Unterarmgipsverband mit Einschluss des Daumengrundgliedes. Die Ruhigstellungsdauer ist von der Frakturlokalisation, dem Ausmaß der Fraktur und dem Alter des Kindes oder Jugendlichen abhängig und beträgt in der Regel zwischen zwei und sechs Wochen. Zur Stabilisation instabiler Kahnbeinfrakturen bei Kindern unter zwölf Jahren empfehlen Graham und Hastings [9] die offene Reposition und Fixation mit Kirschnerdrähten.

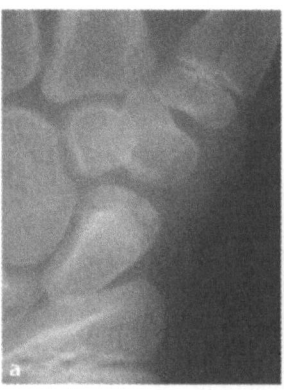
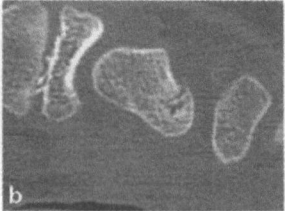

Abb. 1 a, b. Distale Kahnbeinpolfraktur bei einem 10-Jährigen. Die Computertomographie zeigt die Fraktur inkomplett.

Mintzer und Waters [12] verwendete bei einem Neunjährigen eine Herbert-Schraube zur Fixation einer Fraktur im mittleren Kahnbeindrittel.

Frakturen der *übrigen Handwurzelknochen* im Kindesalter sind noch seltenere als Brüche des Kahnbeines, werden jedoch vereinzelt nach direkten Traumen und nach Rasanzverletzungen beobachtet. Dislozierte Frakturen bedürfen der offenen Reposition und Stabilisation mit Kirschnerdrähten.

Noch außergewöhnlicher als Handwurzelfrakturen sind *karpale Bandverletzungen* im Kindesalter. Einerseits lässt sich dies leicht durch die hohe Elastizität der kindlichen Knochen und Bänder erklären, andererseits mag es sein, dass durch die Schwierigkeit bei der Interpretation klinischer und radiologischer Befunde gerade am kindlichen Karpus die eine oder andere Verletzung übersehen wird. In der Literatur finden sich fünf Fallberichte über *Rupturen des skapholunären Bandes* bei Kindern und Jugendlichen zwischen sieben und vierzehn Jahren [2, 5, 6, 8, 14]. Bei Verdacht auf eine skapholunäre Bandverletzung im Kindesalter sollte man zuerst eine Vergleichsaufnahme der Gegenseite anfertigen, um eine Vorstellung vom physiologischen Erscheinungsbild der Handwurzel zu bekommen. Danach sind die im Erwachsenenalter üblichen Stressaufnahmen sowie eine Durchleuchtung angebracht. Bei fortbestehendem Verdacht auf eine Ruptur des SL-Bandes würden wir bei einem Kind im Gegensatz zum Erwachsenen als nächsten diagnostischen Schritt eine Kernspintomographie des Handgelenkes mit Kontrastmittel anstelle einer Arthroskopie befürworten. Die in der Literatur geschilderten Fälle erlauben keine Therapieempfehlung. Eine vier- bis sechswöchige Ruhigstellung vermag einerseits vielleicht eine unnötige Operation zu vermeiden und lässt andererseits nicht zuviel Zeit verstreichen, als dass nicht doch noch eine Bandnaht möglich wäre, bevor sekundäre Veränderungen vorliegen.

Mittelhand und Finger

Während *Frakturen der Basen der Metakarpalia* II–V eher selten sind, ist die Basis des ersten Mittelhandknochens häufig betroffen. In der Regel findet sich eine Epiphysenfraktur mit einem metaphysären Keil (Salter-Harris II). Dieser kann sowohl radial als auch ulnar lokalisiert sein. Meist lassen sich die Frakturen gut geschlossen reponieren und im Gipsverband problemlos halten. Seltener sind rein epiphysäre Fraktur (kindliche Bennett-Fraktur; Salter-Harris III). Sie bedürfen einer exakten anatomischen Reposition und sicheren Retention, was in der Regel eine offene Reposition und Stabilisation mit Kirschnerdrähten erforderlich macht.

Hinsichtlich der *subkapitalen Mittelhandfrakturen* (Boxerfraktur) wird immer wieder die Frage aufgeworfen, welche Palmarabkippung des distalen Fragmentes toleriert werden kann. Generell gilt, je näher die Fraktur zur Wachstumsfuge lokalisiert ist, also je distaler sie sich befindet, desto besser wird einerseits die Fehlstellung toleriert und desto sicherer ist andererseits die Spontankorrektur im weiteren Wachstum. Am fünften Mittelhandknochen, der meist betroffen ist, wird die Fehlstellung vergleichsweise besser toleriert als an den radialen. Wir akzeptieren Palmarkippungen bis 20 Grad am zweiten und dritten und bis 30 Grad am vierten und fünften Mittelhandknochen. Rotationsfehler dürfen nicht belassen werden. Frische Frakturen lassen sich in der Regel geschlossen reponieren. Bereits nach zwei Wochen ist meist der Kallus soweit abgebunden, dass ein Versuch der geschlossenen Reposition zum Scheitern verurteilt ist. Zur Ruhigstellung hat sich der Böhler- oder Iselin-Gips bewährt. Es ist darauf zu achten, dass die Biegung der Aluminiumschiene auch wirklich in Höhe des Gelenkspaltes liegt.

Schaftfrakturen eines Mittelhandknochens lassen sich in der Regel konservativ (Böhlergips) behandeln. Bei langen Schrägfrakturen beobachtet man häufig eine kräftige appositionelle Kallusbildung und eine leichte Verkürzung, die sich jedoch funktionell kaum bemerkbar macht. Sind zwei oder mehr Mittelhandknochen frakturiert, empfiehlt sich ein operatives Vorgehen, wobei in erster Linie eine Stabilisierung mit Kirschnerdrähten oder Schrauben angebracht ist und weniger eine Versorgung mit Platten aufgrund der möglichen Strecksehnenverklebungen. Drehfehler sind das Problem bei der konservativen und operativen Behandlung von Schaftfrakturen der Metakarpalia. Einerseits erfahren sie im weiteren Wachstum keine oder nur eine geringe Korrektur, andererseits beeinträchtigen sie den Faustschluss durch Überkreuzen über den Nachbarfinger gravierend. Sie müssen deshalb erkannt (Unterbrechung der Fingernagelkaskade), beseitigt und bei operativer Behandlung vermieden werden. Eine Ruhigstellung von drei bis längstens vier Wochen ist vollkommen ausreichend, wobei der klinische und weniger der radiologische Befund für die Freigabe entscheidend ist. Bei indolentem Kallus kann mit spontanen Bewegungsübungen begonnen werden [10].

Luxationen der Finger- und des Daumengrundgelenkes werden bei Kindern häufiger als bei Erwachsenen beobachtet. Der Kopf des Mittelhandknochens disloziert in der Regel nach beugeseits und wird hier zwischen den Beugesehnen ulnar und dem Musculus lumbricalis radial eingeklemmt. Diese Einklemmung wird durch das oberflächlich zwischen den Mittelhandknochen querverlaufend Lig. natatorium noch verstärkt. Durch Längszug am Finger wird diese Schlinge um den Hals des Mittelhandknochens zugezogen, die palmare Platte des Grundgelenkes schlägt nach dorsal um und wird zwischen der palmaren Kante der Grundgliedbasis und dem Kopf des Mittelhandknochens dorsal eingeklemmt. Meist bedarf es der offenen Reposition der Luxation. Beim Zugang von palmar lassen sich der Kopf des Mittelhandknochens und die ihn gefangen haltenden Strukturen gut darstellen, es besteht jedoch auch eine erhebliche Gefahr der Verletzung der über den Mittelhandkopf gespannten, nach subkutan verlagerten Fingernerven (Abb. 2), weshalb einige Autoren zum dorsalen Zugang raten.

An den *Phalangen* finden sich am häufigsten Epiphysenlösungen mit und ohne metaphysären Keil. Weitaus seltener sind Schaftfrakturen oder subkapitale Frakturen. Epiphysenfrakturen finden sich in erster Linie als knöcherne Verletzung der palmaren Platte des Mittelgelenkes. Achsenfehler in der Frontalebene erfahren im Gegensatz zu sagittalen Achsabweichungen im weiteren Wachstum keine Korrektur und können nur an der Grund-

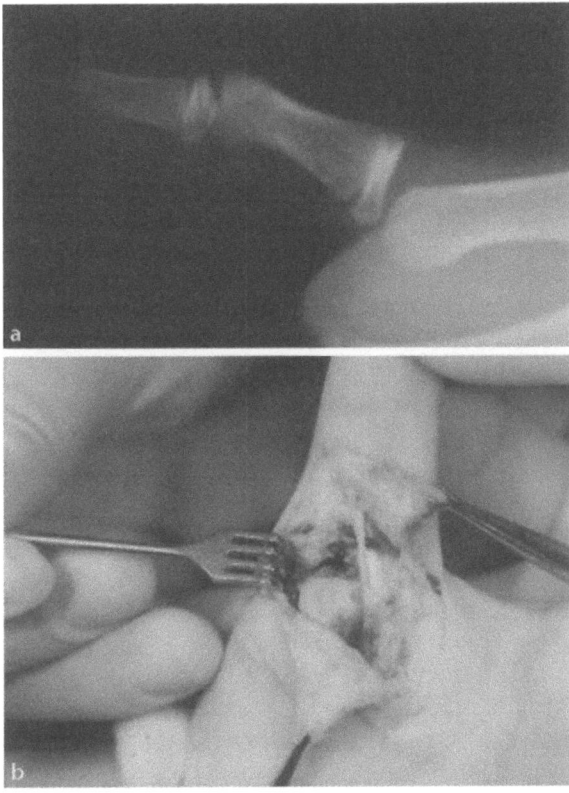

Abb. 2 a, b. Luxation des Daumengrundgelenkes bei einem 5-jährigen Jungen. Bei der offenen Reposition von palmar besteht Verletzungsgefahr des über den Kopf des ersten Mittelhandknochen ausgespannten ulnaren Nervs.

gliedbasis bis 10° toleriert werden, da hier eine gewisse Kompensationsmöglichkeit gegeben ist. An Mittel- und Endglied führen Achsenfehler jedoch bereits bei einem Ausmaß von 10° zu erheblichen Beschwerden und Behinderungen (Über- oder Unterkreuzen des Fingers beim Faustschluss), so dass sie ebenso wie Rotationsfehler primär sorgfältig beseitigt werden müssen. Metaphysäre Stauchungsbrüche und Epiphysenfrakturen bedürfen nur einer sieben- bis zehntägigen Ruhigstellung. Undislozierte *Schaftfrakturen der Phalangen* werden konservativ behandelt. Insbesondere bei dislozierten Schrägbrüchen ist eine Stabilisation mit Kirschnerdrähten notwendig, um Achsabweichungen in der Frontalebene und Drehfehler zu vermeiden. Die Ruhigstellung beträgt je nach Alter bis zu vier Wochen. Subkapitale Frakturen und Kondylenfrakturen der Fingerphalangen können schwierig zu behandeln sein, denn das kleine distale Fragment ist häufig verdreht. Die offene Reposition ist in diesen Fällen der sicherste Weg die Fehlstellung zu beseitigen. Bei allen Fingerfrakturen wird die Konsolidation klinisch beurteilt. Bei indolentem Kallus kann die Freigabe erfolgen.

Sehnenverletzungen

Bleibt eine Sehnendurchtrennung beim Kind unbehandelt, so führt dies nicht nur zu einem Funktionsverlust sondern darüber hinaus auch zu einem Minderwachstum des entsprechenden Fingers, bedingt durch den fehlenden Gebrauch. Die primäre Versorgung von Sehnenverletzungen im Wachstumsalter ergibt entsprechend nicht nur die Chance auf eine ungestörte Funktion sondern auch auf ein normales Wachstum.

Noch vor der eigentlichen Untersuchung der verletzten Hand gilt es möglichst viel Information über die Verletzung z.B. durch Befragung der Begleitpersonen hinsichtlich des Unfallherganges zu erhalten. Häufig sind es nicht die Kleinkinder, bei denen eine Untersuchung nicht möglich ist, sondern die jüngeren Schulkinder, die aus Furcht vor Schmerzen sich vollkommen unkooperativ zeigen. Bereits die Stellung des verletzten Fingers lässt oft bereits die Sehnenverletzung erkennen. Sind beide Beugesehnen proximal des Mittelgelenkes durchtrennt, ist der natürliche Beugetonus aufgehoben, der Finger befindet sich in einer Streckstellung und jede weitere Untersuchung erübrigt sich. Zur groben Orientierung kann man sich den Tenodeseneffekt der Fingerbeuger und -strecker zu Nutze machen. Bei Beugung des Handgelenkes kommt es bei intakten Strecksehnen zur Streckung aller Finger und des Daumens. Bei Streckung im Handgelenk kommt es zur Beugung der Finger. Im Zweifel ist jedoch immer die Exploration einer Wunde auf Verletzungen tiefliegender Strukturen indiziert. Die Folgen einer nicht erkannten Sehnenverletzung überwiegend die Risiken der operativen Revision.

Beugesehnenverletzungen

Die Grundregeln der Sehnenchirurgie gelten für Erwachsene und Kinder gleichermaßen: Darstellung der Sehnenstümpfe durch sachgemäße Erweiterungsschnitte, Sehnenscheide und Ringbandsystem nur soweit als gerade nötig eröffnen, sparsames Anfrischen der Sehnenstümpfe, Adaption der Sehne durch Kernnaht und epitendinöse Naht, postoperative Schienenruhigstellung zum Schutz der genähten Sehne, möglichst frühfunktionelle Nachbehandlung.

Die Stärke der Sehnennähte ist dem Sehnendurchmesser anzupassen. Bei Jugendlichen finden wie bei Erwachsenen Nähte der Stärke 3-0 oder 4-0 als Kernnaht und 6-0 zur epitendinösen Feinadaptation Verwendung. Bei Kleinkindern kommen eher 5-0 Kern- und 7-0 Feinadaptationsnähte zur Anwendung. Wird das Epitendineum fortlaufend genäht, empfiehlt es sich einen resorbierbaren Faden zu verwenden, da nicht resorbierbare Fäden unter Umständen Strikturen der Sehne im weiteren Wachstum verursachen können [7]. Bei Avulsion der tiefen Beugesehne von der Endphalanx ist bei Verwendung einer transossären Ausziehnaht darauf zu achten, dass die Wachstumsfuge nicht verletzt wird. Alternativ zum transossären Fadenverlauf ist es möglich, die Fadenenden radial und ulnar um den Endgliedknochen zu führen und dann ebenfalls durch den Fingernagel zu leiten.

Stets ist am Ende der Operation eine Schiene zum Schutz der genähten Beugesehne anzulegen. Wenn immer möglich beginnt am Folgetag eine funktionelle Nachbehandlung unter Anleitung eines erfahrenen Handtherapeuten nach Versorgung mit einer Thermoplastschiene. Bei der Wahl des Nachbehandlungsregimes ist sowohl die verwendete Sehnennahttechnik als auch die Kooperationsfähigkeit des Kindes zu berücksichtigen. Ist eine funktionelle Nachbehandlung nicht möglich, muss man zum Schutz der genähten Sehne einen Oberarmgipsverband mit Einschluss des Handgelenkes und der Finger in Beugestellung für drei Wochen anlegen. Anschließend ist für weitere drei bis sechs Wochen eine Schienenanordnung erforderlich, die zwar eine volle Fingerbewegung erlaubt, ein Greifen jedoch verhindert.

Strecksehnenverletzungen

Wie bei der Versorgung kindlicher Beugesehnenverletzungen gibt es auch in puncto der Versorgung von Strecksehnenverletzungen keine prinzipiellen Unterschiede zwischen Erwachsenen und Kindern. Auch hier ist das Nahtmaterial der „Größe" der Sehne anzupassen. Bei der Nachbehandlung sollte man das Kind weder überfordern noch seine Fähigkeit zur Mitarbeit unterschätzen. Im Zweifelsfalle muss man jedoch den Patienten durch eine entsprechende Schienenanordnung vor sich selbst schützen.

■ Nervenverletzungen

Unmittelbar nach einer Verletzung ist es bei Kleinkindern und auch bei älteren, jedoch unkooperativen Kindern nicht möglich festzustellen, ob eine Nervenverletzung im Bereich der Finger oder der Hand vorliegt. Lässt die Lokalisation einer Wunde eine Nervenverletzung vermuten, sollte revidiert werden, da eine Direktnaht des Nerven prinzipiell indiziert ist. Andererseits ist eine sekundäre Nervennaht durch einen erfahrenen Mikrochirurgen zweifellos besser als die Primärversorgung durch den Ungeübten.

An Mittel- und Endglied werden Fingernerven durch Epineuralnähte der Stärke 10-0 spannungsfrei adaptiert. Im Grundglied- und Hohlhandbereich kommen zur Versorgung der oligofaszikulären Fingernerven Epi-Perineuralnähte zur Anwendung, die zur Adaptation der Unterarmnerven obligat sind. Hier werden die Faszikelgruppen der Stümpfe einander zugeordnet und zusammen mit ihrem Epineurium gefasst. Epi-Perineuralnähte gewähren entsprechend einerseits eine ausreichende Festigkeit, andererseits eine exakte Zuordnung von Faszikelgruppen. Perineuralnähte (11-0) kommen an der Hand nur zur Adaptation zentral gelegener Faszikel in Kombination mit Epi-Perineuralnähten in Betracht. Zur Vermeidung einer Malrotation ist es hilfreich sich an den Vasa nervorum zu orientieren. Findet sich neben der Nervendurchtrennung eine Verletzung einer Fingerarterie, so sollte diese stets mitversorgt werden. Lässt sich primär trotz Beugung der benachbarten Gelenke und Mobilisation des Nervens keine spannungsfreie Adaptation erzielen, ist eine Nerventransplantation erforderlich.

Nach primärer Nervennaht oder Transplantation erfolgt eine Ruhigstellung unter Entlastung der benachbarten Gelenke für drei Wochen. Liegt eine begleitende Beugesehnenverletzung vor, so stellt die spannungsfreie Nervennaht keine Kontraindikation für eine frühfunktionelle Nachbehandlung der Beugesehnennaht dar.

Während weder ein Unterschied in der Versorgung noch in der Nachbehandlung von Nervenverletzungen zwischen Kindern und Erwachsenen besteht, so unterscheidet sich die Prognose nach Nervenverletzungen zwischen beiden Gruppen deutlich. Zahlreiche Studien belegen, dass die Nervenregeneration bei Kindern besser ist als bei Erwachsenen.

Mutilierende Verletzungen

Ziel der Behandlung mutilierender Handverletzungen beim Erwachsenen und beim Kind ist die bestmögliche Wiederherstellung der Funktion und des ästhetischen Erscheinungsbildes der Hand. Beim Kind gilt es zusätzlich möglichst die Wachstumspotenz des verletzten Fingers oder der verletzten Hand zu erhalten. Die Funktionswiederherstellung wird durch die bei Kindern oft fehlende oder eingeschränkte Mitarbeit bei der erforderlichen krankengymnastischen Übungsbehandlung nach komplexen Verletzungen limitiert. Andererseits besitzen Kinder eine erstaunliche Fähigkeit sich an einen Funktionsverlust zu adaptieren und ihn dadurch zu kompensieren. Positiv wirkt sich auch die insgesamt gute Heilungstendenz aus.

Prinzipielle Unterschiede bei der Versorgung mutilierender Handverletzungen bei Erwachsenen und bei Kindern bestehen nicht. Bei Verlust oder Zerstörung einer Wachstumsfuge eines Fingers sollte diese möglichst „ersetzt" werden. Hierzu wird günstigerweise eine intakte Wachstumsfuge eines ebenfalls verletzten bzw. amputierten, jedoch nicht erhaltungsfähigen oder erhaltungswürdigen Fingers als Spender verwendet. Möglich ist zwar auch die Transplantation einer Wachstumsfuge einer Zehe, hierbei ist jedoch die Versagerquote und der Hebedefekt sowie die erheblich verlängerte Operationsdauer zu bedenken. Analog ist bei einer Gelenkzerstörung, insbesondere bei der Zerstörung eines Fingergrundgelenkes, vorzugehen.

Während die Indikation zur Replantation einzelner Finger, jedoch nicht des Daumens, bei Erwachsenen relativ zu stellen ist, besteht bei Kindern eine absolute Indikation zur Replantation bei glatter oder relativ glatter Amputation einzelner Finger, selbst distal des Endgelenkes [11] (Abb. 3). Nach Fingerreplantationen im Kindesalter ist mit einem weitgehend nor-

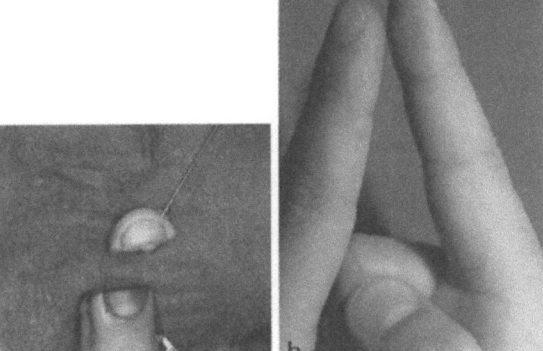

Abb. 3 a, b. Amputationsverletzung der Zeigefingerkuppe bei einem 6-jährigen Mädchen. Zehn Jahre nach der Replantation findet sich eine fast normal ausgebildete Fingerkuppe.

malen Knochenwachstum sowohl der distal der Amputation gelegenen als auch der initial durchtrennten Phalangen zu rechnen [3].

Bei der Defektdeckung an der kindlichen Hand muss man einige Besonderheiten berücksichtigen. In den ersten beiden Lebensjahren haben Kinder ein recht dickes Unterhautfettgewebe sowohl am Handrücken aber z. B. auch am Schulterblatt (Skapullalappen), was die Präparation der oberflächlichen Arterien und Venen erschwert. Auch wenn der Durchmesser der Arterien bei Kindern im Verhältnis zu dem bei Erwachsenen gleich oder gar größer ist, so ist doch häufig das venöse System „unterentwickelt", weshalb bei Kindern venöse Durchflusslappen nicht in Betracht kommen. Hypertrophe Narben sind bei Kindern eher die Regel als die Ausnahme. Die Entnahme von Vollhaut aus der Leiste hat den Vorteil, dass die resultierende Narbe im Spendergebiet praktisch nicht sichtbar ist. Man sollte jedoch das Transplantat keinesfalls zu weit medial entnehmen, da es sonst mit der Pubertät zu einer sekundären Behaarung im Empfängerareal kommen kann. Während aus Haut und subkutanem Fettgewebe bestehende Transplantate bei Erwachsenen regelmäßig zu Problemen führen, heilen sie bei Kindern meist problemlos ein. Bei Kindern entwickelt sich nach Hauttransplantation und distal gestielten Lappen eine nahezu normale Zweipunktediskriminierung im weiteren Wachstum. Narbenkontrakturen nach Verbrennungen sind bei Kindern und Erwachsenen gleichermaßen ein Problem. Bei Kindern wird dieses Problem dadurch verstärkt, dass das umliegende Gewebe wächst, das Wachstumspotential von Hauttransplantaten zur Bedeckung von Muskellappen jedoch eingeschränkt ist [13].

Sind nach mutilierenden Handverletzungen bei Kindern Zehentransplantationen oder eine Pollizisation zur Wiederherstellung der Greiffunktion erforderlich, so sollten diese so früh als möglich durchgeführt werden, um eine Integration des neuen Fingers bzw. Daumens zu gewährleisten, noch bevor sich sekundäre Greifformen ausgebildet haben. Dies gilt auch für sekundäre Gelenk- und Sehnenrekonstruktionen.

Die psychologische Momente schwerer Handverletzungen auf Seiten des betroffenen Kindes aber noch mehr der Eltern sollten nicht unterschätzt werden. Schuldzuweisungen können Ehen und Familien gefährden. Den Eltern muss man bewusst machen, dass das Kind trotz der Schwere seiner Handverletzung im Wesentlichen ein normales Leben führen kann und wird. Das Kind sollte „normal" behandelt werden. Schuldgefühle sollten nicht dazu führen, das Kind zu verwöhnen und zu verziehen. Die vorhandenen funktionellen Einschränkungen mögen das Kind in seinen Aktivitäten zwar limitieren, die erstaunliche Anpassungsfähigkeit erlaubt ihm jedoch meist Tätigkeiten, die das Vorstellungsvermögen der Eltern oft weit übersteigen. Die Handverletzung sollte nicht als Argument missbraucht werden, dem Kind Dinge (Sport, Musizieren etc.) zu verbieten.

■ Literatur

1. Albert MC, Barre PS (1989) A scaphoid fracture associated with a displaced distal radial fracture in a child. Clin Orthop 240:232–235
2. Alt V, Sicre G, Schad A (2002) Intraligamentäre Naht einer skapholunären Bandläsion bei einem 9-jährigen Kind. Unfallchirurg 105:943–945
3. Beyermann K, Hahn P, Mutsch Y, Lanz U (2000) Das Knochenwachstum nach Fingerreplantationen im Kindesalter. Handchir Mikrochir Plast Chir 32:88–92
4. Compson JP (1992) Trans-carpal injuries associated with a displaced distal radial fracture in children: a series of three cases. J Hand Surg 17B:311–314
5. Cook PA, Kobus RJ, Wiand W, Yu JS (1997) Scapholunate ligament disrupture in a skeletaaly immature patient: a case report. J Hand Surg 22A:83–85
6. Dautel G, Merle M (1997) Scapholunate dissociation in the skeletally immature carpus. J Hand Surg 22B:173–174
7. Favetto JM, Rosenthal AI, Shatford RA, Kleinert HE (2000) Tendon injuries in children. In: Gupta A, Kay SPJ, Scheker LR (Hrsg) The Growing Hand. Mosby, London, pp 609–627
8. Gerard FM (1980) Post-traumatic carpal instability in a young child. J Bone Joint Surg 62-A:131–133
9. Graham TJ, Hastings H (2000) Carpal injuries in Children. In: Gupta A, Kay SPJ, Scheker LR (Hrsg) The Growing Hand. Mosby, London, pp 583–590
10. von Laer L (1991) Frakturen und Luxationen im Wachstumsalter. Thieme, Stuttgart
11. Lanz U, Prommersberger KJ (1999) Extremitäten- und Amputationsverletzungen. In: Sefrin P (Hrsg) Notfalltherapie. Urban & Schwarzenberg, München, S 338–342
12. Mintzer CM, Waters PM (1994) Acute open reduction of a displaced scaphoid fracture in a child. J Hand Surg 19A:760–761
13. Shatford RA, Scheker LR (2000) Mutilating hand injuries: Assessment and general management principles. In: Gupta A, Kay SPJ, Scheker LR (Hrsg) The Growing Hand. Mosby, London, pp 503–524
14. Zimmermann NB, Weiland AJ (1990) Scapholunate dissociation in the skeletally immature carpus. J Hand Surg 15A:701–705

12 Tipps für den Kinderschockraum

Eine Fallzusammenstellung unter besonderer Berücksichtigung von diagnostischen Entscheidungen und Behandlungsstrategien

J. M. MAYR, E. SORANTIN, A. M. WEINBERG

■ **Fall 1.** Ein 13-jähriger Knabe wird am Gehsteig gehend von hinten von einem schleudernden PKW mit hoher Geschwindigkeit erfasst, während er ein Stück Pizza isst. Er wird mehr als 20 m weggeschleudert. Wegen Bewusstlosigkeit und respiratorischer Insuffizienz Intubation durch den Notarzt noch an der Unfallstelle. Trotz Gabe von 100% Sauerstoff und Absaugung durch den Notarzt lässt sich die kritische respiratorische Situation kaum verbessern. Auch im Kinderschockraum lässt sich trotz Anwendung hoher Beatmungsdrucke, Gabe von 100% Sauerstoff und nochmaligem Absaugen durch den Tubus die respiratorische Situation nicht verbessern. Im Absaugsekret finden sich Nahrungsmittelreste und klinisch zeigt das Kind keine sicheren Zeichen eines Spannungs-Pneumothorax, wie hypersonorer Klopfschall über der betroffenen Thoraxseite, Halsvenenstauung oder eine Vorwölbung der Intercostalräume. In Anbetracht der kritischen respiratorischen Situation wird ohne weitere Diagnostik eine Notfall-Bronchoskopie mittels starrem Beatmungs-Bronchoskop durchgeführt und es werden große Nahrungsmittelstücke aus beiden Hauptbronchien und zum Teil auch aus Lappenbronchien entfernt. Zur Entfernung kleiner Fremdkörper wird eine broncho-alveoläre Lavage angeschlossen und das Kind bei nunmehr stabiler respiratorischer Situation nach Entfernung des Bronchoskopes nasotracheal intubiert. Dann wird die weitere Schockraum-Diagnostik und Behandlung fortgesetzt.

■ **Fall 2.** Ein 10-jähriger Knabe wird als Fahrzeuginsasse auf der Rückbank liegend, nicht angegurtet in einem verunfallten Fahrzeug aufgefunden. Wegen einer ausgeprägten Fehlstellung des linken Oberschenkel wird im erstversorgenden Krankenhaus eine Vorreposition der Oberschenkelfraktur in einer Kurznarkose vorgenommen und das Kind anschließend in Notarztbegleitung an unsere Klinik verlegt. Bei Übernahme im Kinderschockraum findet sich eine Tachypnoe, ein hypersonorer Klopfschall über der linken Thoraxhälfte, sowie ein Zwerchfelltiefstand links. Trotz halbsitzender Position klagt der Patient über Atemnot und zeigt sinkende Sauerstoffsättigungswerte. Das sofort durchgeführte Thorax-Röntgen (Abb. 1) bestätigt die Verdachtsdiagnose „Spannungspneumothorax links" und es wird eine Thoraxdrainage eingelegt.

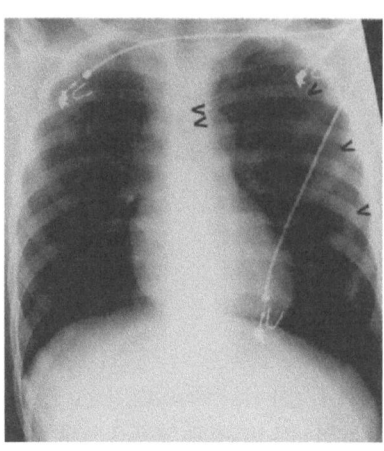

Abb. 1. Pneumothorax links mit Abhebung der Lunge von der lateralen Thoraxwand (<<<) und Rechtsverlagerung der Trachealbifurkation (<<); Zwerchfelltiefstand links, Intercostalräume links weiter als rechts.

■ **Fall 3.** Ein 6-jähriger Knabe erleidet bei einem Fahrradsturz unter anderem eine Lenkstangenverletzung im linken Rippenbogenrandbereich. Bereits am Unfallort wird eine zunehmende Blässe, Tachycardie und Schmerzen im linken Epigastrium festgestellt, wobei das Legen einer Venenverweilkanüle wegen schlechter Venenfüllung misslingt. Bei Einlangen im Kinderschockraum bestehen Schockzeichen, wie Tachycardie, ein Blutdruck von 80/40 bei normaler Sauerstoffsättigung (allerdings unter Gabe von Sauerstoff mittels Maske). Die peripheren Pulse sind zu diesem Zeitpunkt nur schwach tastbar, die Extremitäten wirken kühl, das Abdomen ausladend und gespannt. Für die erforderliche Volumenersatztherapie wird deshalb eine intraossäre Kanüle in die Medialseite der proximalen Tibia knapp unterhalb der Tuberositas tibiae eingebracht (cave: Wachstumsfuge) und Plasmaexpander unter Druck infundiert (Abb. 2). Für die erforderlichen Blutabnahmen und Blutgasanalyse wird eine Punktion der Arteria femoralis im Leistenbereich vorgenommen. Nach Behebung des primären Schockzustandes gelingt es problemlos, Venenverweilkanülen zu legen.

■ **Fall 4.** Ein 15-jähriges Mädchen wird als PKW-Insasse angegurtet auf der Rückbank sitzend beim Anprall des schleudernden Fahrzeuges gegen eine Hausecke verletzt, wobei 2 der 5 im Fahrzeug befindlichen Jugendlichen getötet wurden. Nach Erstversorgung im nächstgelegenen Krankenhaus erfolgt der Sekundärtransport mittels Notarzthubschrauber an unsere Klinik, da ein verbreitertes Mediastinum und einer Einschattung im Bereich der linken Thoraxseite festgestellt worden waren (Abb. 3a).

Bei Übernahme der Patientin bestehen stabile Blutdruck- und Kreislaufverhältnisse. Wegen eines begleitenden schweren Schädel-Hirn-Traumas ist jedoch eine Weiterbeatmung der bereits intubierten Patientin erforderlich. Im Thorax-CT (Abb. 3b, c) bestätigt sich die Verdachtsdiagnose „Aortenruptur im Aortenbogenbereich". Auch das linke Zwerchfell kann nicht sicher abgegrenzt werden. In einem elektiven Eingriff nach Stabilisierung der Hirn-

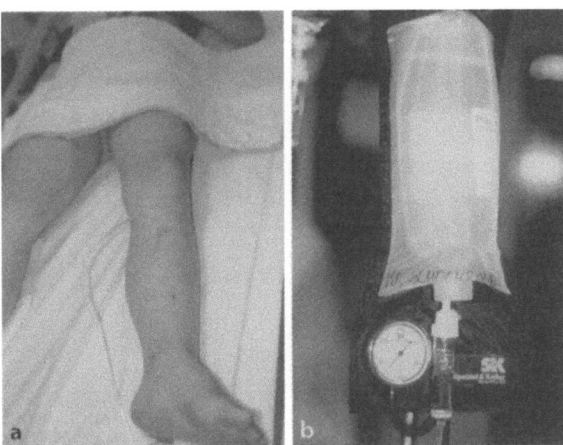

Abb. 2. a Zeigt die an typischer Stelle in die Tibia eingebrachte intraossäre Kanüle und **b** zeigt die Druckmanschette mit Manometer zur Infusionsverabreichung über die intraossäre Kanüle.

drucksituation wird von herzchirurgischer Seite unter Verwendung einer Herz-Lungen-Maschine der vollständig rupturierte Aortenbogen ersetzt. Gleichzeitig wird die vorhandene Zwerchfellruptur von thorakal her verschlossen. Erwähnenswert ist, dass ein weiterer 15-jähriger Jugendlicher, der sich ebenfalls im Unfallfahrzeug befunden hatte, ebenfalls eine Aortenbogenruptur erlitten hatte und in gleicher Weise versorgt worden ist.

Fall 5. Ein 12-jähriger Bub wird als Fahrzeuginsasse auf der Rückbank eines PKW mit 3-Punkt-Gurt gesichert transportiert, als das Fahrzeug in eine Frontalkollision mit einem LKW verwickelt wird. Der Knabe erleidet eine schwere Mehrfachverletzung, wobei eine linksseitige Zwerchfellruptur und ein Hämatopneumothorax links mit Lungenkontusion im Vordergrund stehen. Nach chirurgischer Versorgung der Zwerchfellruptur und Drainage des Hämatopneumothorax links im erstbehandelnden Krankenhaus wird der Knabe problemlos extubiert. Im Thorax-Röntgen zeigt sich jedoch eine Einschattung des linken Halbthorax sowie Luft im linken Thorax. Nach einer Bronchoskopie, bei der lediglich etwas blutiger Schleim abgesaugt werden kann, wird eine zusätzliche Thoraxdrainage links im 4. Intercostalraum in der Medioclavicularlinie eingelegt und im kurz darauf durchgeführten Thorax-Röntgen zeigt sich erneut eine Einschattung und Luftansammlung im linken Halbthorax. Es wurde nochmals eine Bronchoskopie durchgeführt, wobei erneut etwas blutiger Schleim abgesaugt wurde. Daraufhin Lufttransport des Buben mit Air-Ambulanz an unsere Abteilung, wobei während des gesamten Fluges eine niedrige Flughöhe eingehalten wird. Die nach Übernahme des Kindes durchgeführte Thorax-Computertomographie zeigte eine massive Lungenkontusion links mit Atelektasenbildung im linken Unterfeld und persistierendem Hämatopneumothorax, jedoch intaktem Nahtbereich des linken Zwerchfells (Abb. 4 a–c).

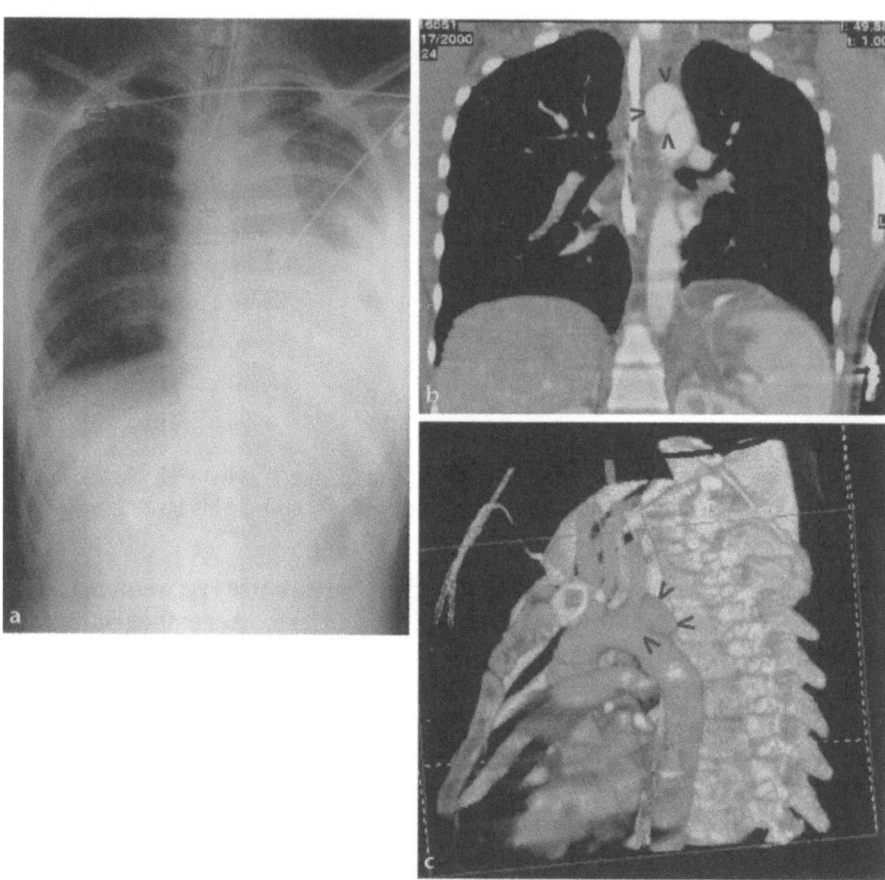

Abb. 3. a Zeigt eine signifikante Verbreiterung des oberen Mediastinums, eine fehlende Abgrenzbarkeit des linken Zwerchfells, sowie fleckige Einschattungen im Bereich des Mittelfeldes links. Als Nebenbefund fällt eine Verdrängung des Tubus nach rechts auf. **b** zeigt eine Thorax-CT-Schichtaufnahme mit Darstellung der Aortenrupturstelle (<<<) im Aortenbogenbereich. **c** 3D-Rekonstruktion der Aortenruptur (<<<).

Es wird die Indikation zur Reintubation und nochmaligen fiberbronchoskopischen Absaugung durch den liegenden Tubus gestellt. Dabei konnte eine Bronchialsystemverletzung im einsehbaren Bereich ausgeschlossen werden und der Knabe wird im Drehbett gelagert. Innerhalb von 4 Tagen kam es unter kinetischer Therapie zu einer deutlichen Besserung der Einschattung der kontusionierten Lungenabschnitte. Die Thoraxdrainagen können entfernt werden und der Bub wird problemlos extubiert. Unter Thoraxphysiotherapie und Atemgymnastik kommt es zu einer raschen Besserung des Lungenbefundes links, 2 Wochen nach dem Trauma hat sich das Thoraxröntgenbild bis auf ein kleines Restinfiltrat im linken Unterfeld normalisiert (Abb. 4 d).

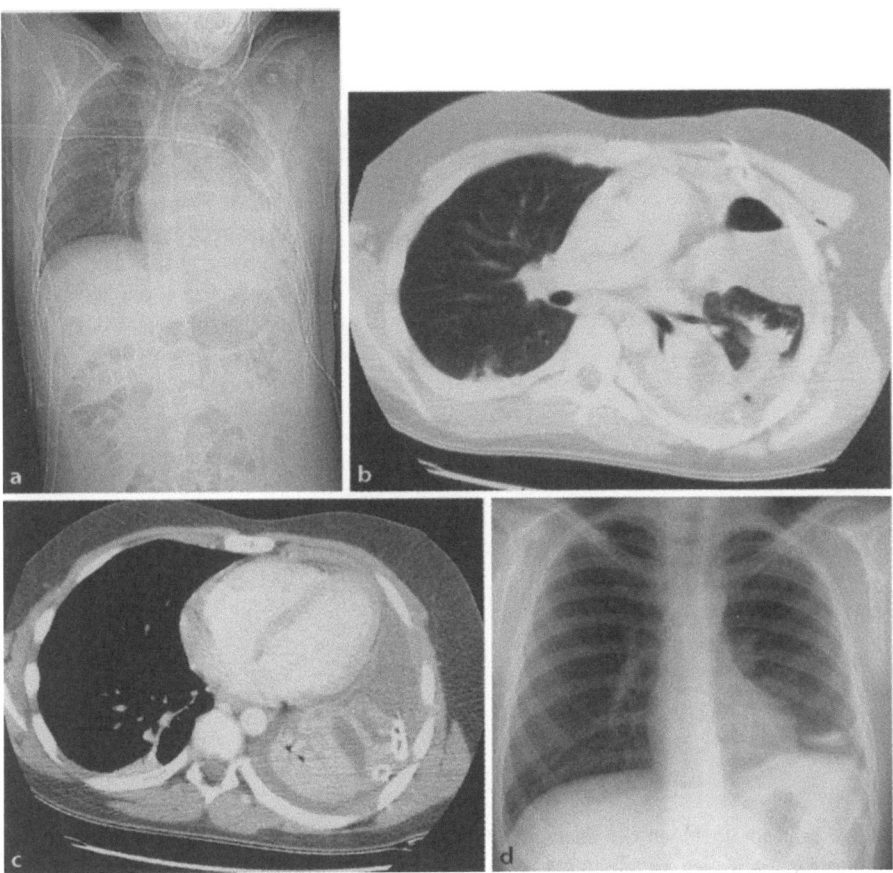

Abb. 4. a Thoraxübersichtsaufnahme am Beginn der CT-Untersuchung nach Übernahme. Luftbronchogramm bei Minderbelüftung der linken Lunge. **b** Hämatopneumothorax mit Atelektase und Dystelektasenbildung links. **c** Atelektase des gesamten Unterfeldes, 2 liegende Thoraxdrains. **d** Thoraxröntgenbild 2 Wochen nach Übernahme. Kleines Restinfiltrat im linken Unterfeld.

■ **Fall 6.** Ein 14-jähriger Knabe stürzt als Fahrradfahrer gegen einen fahrenden PKW. Neben einer dislozierten Oberschenkelfraktur finden sich Hinweise auf eine Thoraxverletzung mit Reduktion des Atemgeräusches links. Bei der Übernahme im Schockraum sind die Atemexkursionen links gegenüber rechts eingeschränkt. Das Atemgeräusch links wirkt abgeschwächt und im Thorax-Röntgen zeigt sich auch eine Fraktur der 1. Rippe und eine Einschattung des linken Halbthorax. Die Abdomen- und Pleurasonographie mit Farbduplex-Untersuchung beider Nieren ergibt eine Dystelektase im linken Unterfeld mit Pleuraerguss links (Abb. 5). Es findet sich eine normale Zwerchfellbeweglichkeit und eine normale Nierendurchblutung beidseits. Die weiteren Ultraschalluntersuchungen des Abdomens und der Pleura zeigen eine zufriedenstellende Rückbildung des Pleuraergusses

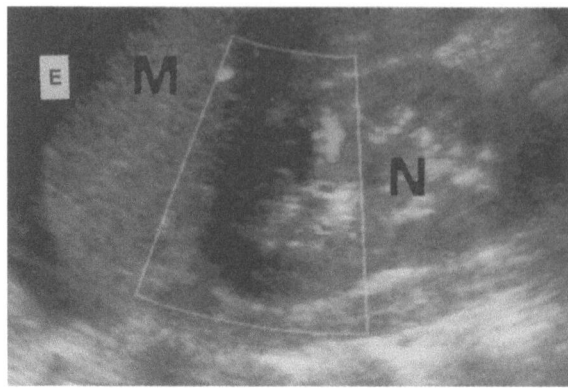

Abb. 5. Pleuraerguss (E), daran angrenzend homogenes Milzparenchymecho (M) und unauffällige Perfusion von Blutgefäßen der linken Niere (N) im Farbduplex.

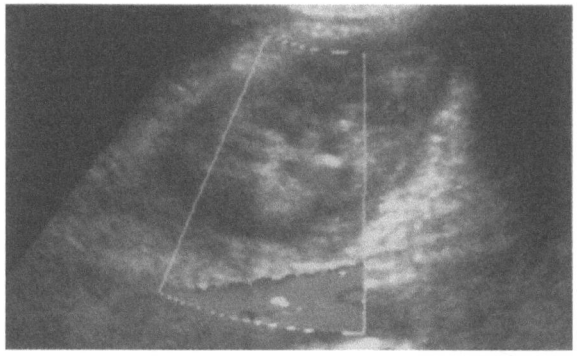

Abb. 6. Fehlende Perfusion der dargestellten Niere im Farbduplex bei unauffälliger Perfusion der mitabgebildeten großen Gefäße (Aorta, Vena cava). Hypoechogene Zone um die Niere (perirenale Flüssigkeit) und „verwaschene" Parenchymstruktur der Niere als Lazerationshinweise.

links. Die Ultraschalluntersuchung von Pleura, Abdomen, sowie die Farbduplexuntersuchung der Nieren hat in diesem Fall dazu beigetragen, weitere aufwendigere Untersuchungen zu vermeiden.

■ **Fall 7.** Ein 11-jähriger Schifahrer erleidet bei einem Sturz auf vereister Piste eine stumpfe Verletzung im Bereich der rechten Flanke und des rechten Oberbauches. Er misst der Verletzung allerdings keine Bedeutung bei und setzt das Schifahren fort. Erst einige Zeit später vertraut er sich seinem Vater an. Im nahegelegenen Heimatkrankenhaus wird dann der Verdacht auf eine Nierenruptur mit Gefäßbeteiligung gestellt und der Bub an unsere Abteilung transferiert. Im Farbduplexsonogramm (Abb. 6) zeigt sich eine Nierenlazeration mit fehlender Nierenperfusion, wobei der Abstand zum Unfall zu diesem Zeitpunkt bereits mehr als 6 Stunden beträgt (warme Ischämiezeit: >6 Stunden). Nachdem die Intaktheit der verbliebenen linken Niere mittels Sonographie und Computertomographie geprüft ist, wird die Nephrektomie der rupturierten, ischämischen rechten Niere durchgeführt.

■ **Fall 8.** Ein 13-jähriger Knabe wird zusammen mit einem weiteren Kind von einem schweren Baumstamm überrollt. Das 2. Kind wird beim Unfall infolge Überrollung getötet. Der Baumstamm überrollt den 13-Jährigen im Bereich beider unteren Extremitäten und bleibt auf seinem Becken liegen. Im erstversorgenden Krankenhaus fällt neben einer Fraktur beider oberen Schambeinäste ein Blutabgang aus der Urethra des 13-Jährigen auf. Ein Katheterisierungsversuch der Harnröhre verläuft erfolglos und nach Durchführung eines Kontrast-Becken-CT's, welches keine Befunderweiterung ergibt, wird das Kind mit dem Verdacht einer Beckenfraktur mit Harnröhrenruptur an unsere Abteilung transferiert. Unmittelbar nach der Übernahme wird eine Abdomen-Leer-Röntgen-Aufnahme im Liegen angefertigt, da angenommen wird, dass sich von der vorangegangenen Computertomographie-Untersuchung noch Kontrastmittel in der Blase befinden könnte. Es findet sich ein Kontrastmittelextravasat entlang des rechten oberen Schambeinastes, sowie ein deutlicher Hochstand der Blase bei Frakturen beider Schambeinäste rechts und des oberen Schambeinastes links (Abb. 7a). Bei der anschließenden Urethrographie zeigt sich ein zweites Kontrastmittelextravasat im dorsalen Bulbusanteil der Urethra mit Kontrastmittel-Extravasatstrassen bis ins kleine Becken (Abb. 7b). Über eine Pfannenstiellaparotomie werden Blase und proximale Urethra dargestellt,

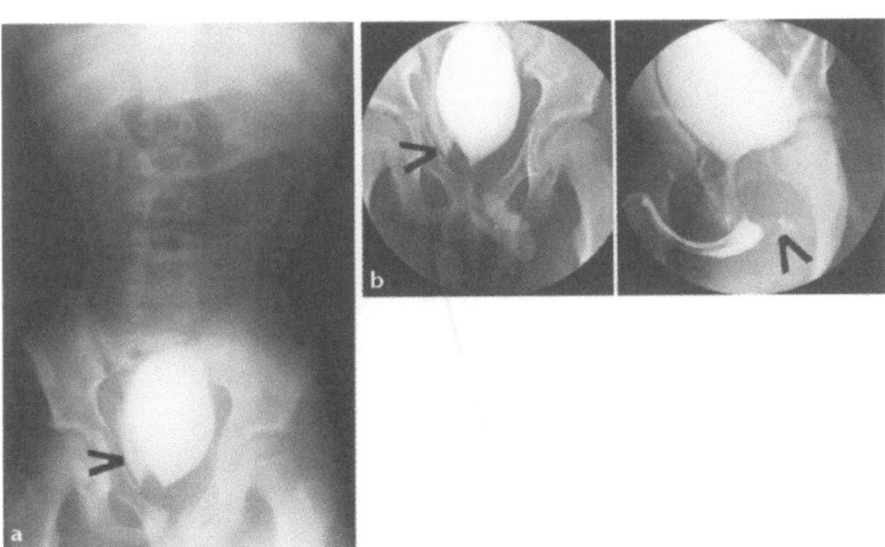

Abb. 7. a Fraktur beider Schambeinäste rechts und des linken oberen Schambeinastes mit Kontrastmittelextravasat entlang des oberen Schambeinastes rechts paravesikal (Pfeilspitze >). **b** Kontrastmittelextravasat extravesikal rechts (>) und weiteres Kontrastmittelextravasat im Bereich des Bulbus urethrae (>).

dabei findet sich eine extraperitoneale Blasenruptur rechts neben dem Trigonum, welche durch Naht verschlossen wurde. Die intraoperative Urethroskopie ergibt eine Fosseroute im Bereich des Bulbus urethrae. Das Zystoskop lässt sich problemlos in die Blase vorschieben. Über einen durch das Zystoskop eingelegten Führungsfaden wird ein dünner Urethralkatheter und ein Bougierungsfaden in die Urethra eingebracht. Zusätzlich wird eine surapubische Cystostomie angelegt. Die Katheter und der Bougierungsfaden können bei problemlosem Verlauf nach wenigen Tagen entfernt werden, Ausheilung erfolgt folgenfrei.

■ **Fall 9.** Ein 10-jähriger Knabe wird als nicht angegurteter PKW-Insasse bei einer Kollison schwer mehrfachverletzt, wobei wegen der Schwere des Schädel-Hirn-Traumas eine Intubation am Unfallort erfolgt. Nach Rückbildung der Hirndrucksymptomatik und Durchführung einer Kontroll-Schädel- Computertomographie, welche eine deutliche Besserung der intracraniellen Situation ergab, wird die Extubation durchgeführt. Im Anschluss daran zeigt sich beim Versuch der willkürlichen Mundöffnung eine Einschränkung und seitenungleiche Mundöffnungsfähigkeit. Im Kinnbereich besteht eine kleine Hämatomverfärbung (Abb. 8a).

Das coronale Gesichtsschädel-Computertomogramm ergibt eine beidseitige, dislozierte Kieferköpfchenbasisfraktur mit Luxation eines Unterkieferköpfchens (Abb. 8b). Beide Unterkieferfrakturen werden operativ versorgt und die Ausheilung erfolgt folgenfrei. Dieser Fall unterstreicht, daß bei Kindern, die in Folge eines Schädel-Hirn-Traumas primär intubiert

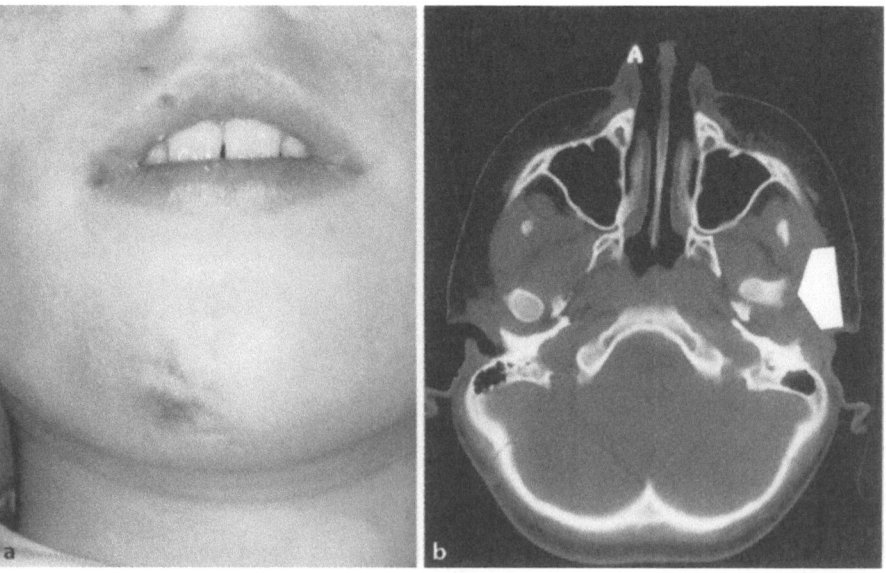

Abb. 8. Kontusionsmarke submental. **b** Einseitige Luxation eines Unterkieferköpfchens (Pfeil) bei Unterkieferköpfchenfraktur.

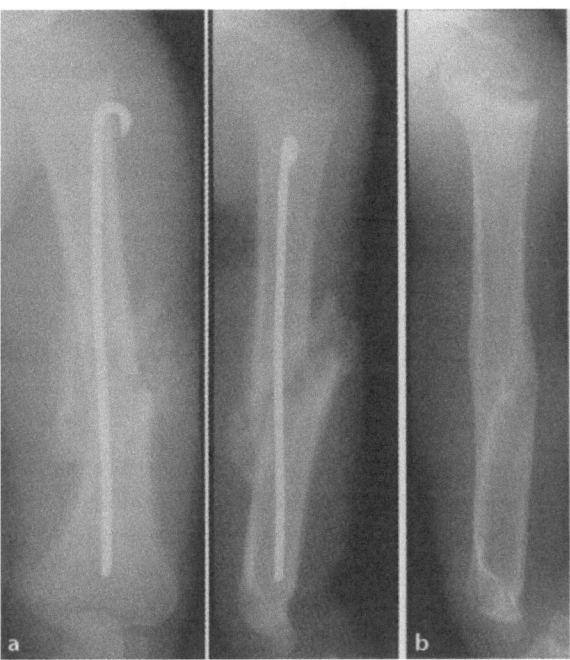

Abb. 9. a Deszendierend eingebrachter Kinderendernagel zur notfallsmäßigen Stabilisierung einer instabilen Oberarmschaftfraktur. **b** Ausheilungsbild 4 Monate nach dem Unfall.

werden müssen, eine adäquate Untersuchung des Gesichtsschädels und der Schädelbasis, aber auch der Halswirbelsäule nur durch eine CT-Untersuchung und in interdisziplinärer Zusammenarbeit rasch abzuklären und zu behandeln sind.

■ **Fall 10.** Die Kleidung eines 3-jährigen Mädchens wird von der rotierenden, ungesicherten Zapfwelle eines landwirtschaftlichen Anhängers erfasst und das Kind anschließend von der Zapfwelle herumgewirbelt. Das Mädchen erleidet neben einer offenen Impressionsfraktur am Hinterkopf mit Schädel-Hirn-Trauma eine Oberarmfraktur mit zusätzlichen Hautabschürfungen vom mittleren Oberarm bis zum Handgelenk sowie mehrere tiefe Hautwunden an Armen und Beinen. Nach Hebung der offenen Impressionsfraktur wird noch rasch eine Markschienung des linken Humerus deszendierend eingebracht (Abb. 9 a,b), da sich nur im proximalen Oberarmbereich intakte Haut fand. Dieser Eingriff erfolgt einerseits, um die absehbare nachfolgende Intensivpflege zu erleichtern, und weil die großflächigen Hautabschürfungen und Wunden eine erfolgreiche Durchführung einer konservativen Behandlung in Frage stellen. Obwohl die Osteosynthese mit einer Markschiene keine Rotationsstabilität gewährleistet, hat die initial durchgeführte notfallmäßige Stabilisierung die nachfolgende Intensivbehandlung und weitere Pflege erleichtert.

Resümee

Die respiratorische Insuffizienz ist bei schwer mehrfach verletzten Kindern eine der am häufigsten vorkommenden Notfallsituationen im Kinderschockraum. Dabei kommt der raschen Differentialdiagnose zwischen Spannungspneumothorax und Aspiration größte Bedeutung zu.

Als klinische Hinweise auf einen *Spannungpneumothorax* gelten:
- abfallende Sauerstoffsättigung (Pulsoyxmeter)
- zunehmender Beatmungsdruck
- hypersonorer Thoraxklopfschall
- Aufleuchten einer Thoraxhälfte bei Kaltlichtillumination
- gestaute Halsvenen
- vorgewölbte Intercostalräume.

Hinweise auf eine stattgehabte *Aspiration* sind:
- anamnestiches Erbrechen am Unfallort
- Absaugsekret durch Erbrochenes verfärbt
- gleichmäßig erschwerte Beatembarkeit und hoher Beatmungsdruck
- rasselnde Atemgeräusche und gleichbleibend erniedrigte Sauerstoffsättigung.

Bei schlechter Venensituation und Volumenmangelzeichen empfiehlt sich das Einbringen einer intraossären Kanüle in die proximale Tibia unter Schonung der proximalen Tibiawachstumsfuge (unterhalb der Tuberositas tibiae) zur raschen Volumensubstitution. Dabei muss die Infusion unter Druck erfolgen (keine Gasflaschen – sondern Plastikbeutel mit Druckmanschette und Manometer verwenden). Die Nadeleintrittsstelle muss regelmäßig kontrolliert werden, um ein paraossales Extravasat mit der Gefahr einer Compartment-Syndrom-Ausbildung rechtzeitig erkennen zu können.

Bei Vorliegen einer schweren Lungenkontusion ist in den ersten Stunden nach dem Trauma mit einer Zunahme der respiratorischen Problematik zu rechnen. Die Behandlung besteht in der Regel in Intubation, kontrollierter Beatmung, kinetischer Therapie und Intensivüberwachung.

Ein traumatischer Nierenarterienverschluss lässt sich im Kindesalter in der Regel mittels Farbduplex-Sonographie sicher nachweisen. Über die Funktion der zweiten Niere kann ein Kurz-IVP (Untersuchungsdauer etwa 5 Minuten) Aufschluss geben.

Weitere abklärende Untersuchungen können zu einer Verzögerung des Revaskularisierungseingriffes führen.

Bei Verdacht auf Urethraverletzung (z. B. im Rahmen von Beckenfrakturen) Legen eines Urethral-Dauerkatheters erst nach Ausschluss einer Harnröhrenverletzung mittels Urethrographie.

Bei bewusstlosen/bewusstseinsgetrübten Kindern ist neben der Abklärung des Gehirnschädels auch die Abklärung des Gesichtsschädels und der Wirbelsäule von großer Bedeutung. Eine Notfall-Abdomen- und Thorax-Sonographie ist während der Erstversorgung dieser Patienten obligat.

Die Primär-Versorgung von Extremitäten-Frakturen mehrfachverletzter Kinder hat 2 Hauptziele:
- Schonende und rasche Stabilisierung aller instabilen Frakturen, die im Hinblick auf die zu erwartende Pflege und Weiterbehandlung stabilisiert werden müssen.
- Schonende und rasche Versorgung von Frakturen und Weichteilverletzungen, deren spätere Versorgung schlechtere Ergebnisse erbringen würde.

13 Kinderpsychiatrische Aspekte des kindlichen Polytraumas

M. Schulte-Markwort, P. Riedesser

■ Einleitung

Die klinische und wissenschaftliche Beschäftigung mit traumatisierten Kindern und Jugendlichen ist integraler Bestandteil der Kinder- und Jugendpsychiatrie. Seit vielen Jahren ist eine Konsequenz hieraus die Etablierung entsprechender Diagnosen in den Klassifikationssystemen ICD-10 [3] und DSM-IV [11]. Die klinisch relevanten Traumata beziehen sich auf körperliche Misshandlung, emotionalen und/oder sexuellen Missbrauch oder auch auf Folgen von Krieg, Verfolgung und Emigration. Körperliche Verletzungen spielen bei einigen der genannten Traumata eine Rolle, stehen jedoch in der Regel nicht im Vordergrund der Behandlung bzw. des Verlaufs.

Dies ist bei dem chirurgisch polytraumatisierten Kind anders. Hier steht zunächst oft sogar das körperliche Überleben im Vordergrund sowie eine optimale intensivmedizinische, chirurgische, orthopädische und rehabilitative Versorgung. Inwieweit eine engere Zusammenarbeit zwischen chirurgischer Kindertraumatologie und der Psychotraumatologie der Kinder- und Jugendpsychiatrie sinnvoll und notwendig ist, sollte Gegenstand zukünftiger Zusammenarbeit und wissenschaftlicher Fragestellungen sein.

■ Stand der Forschung

Die psychischen Folgen eines kindlichen Polytraumas sind bislang nur ungenügend untersucht. Von den 299 Literaturhinweisen, die man bei Medline unter den Stichworten „polytrauma and children" erhält, beschäftigen sich 68 mit Fragestellungen zum Verlauf. Eine Kombination mit „life quality" ergibt 6 Literaturhinweise, während die Kombination mit „psychiatry" oder „(child) psychiatric disorder" jeweils keine Eintragungen ergibt.

10% aller pädiatrischen Traumapatienten sind polytraumatisiert [2]. Nur wenige Untersuchungen, die sich in den letzten 10 Jahren mit dem Verlauf nach Polytrauma bei Kindern beschäftigt haben, beschränken sich nicht nur auf somatische Parameter [1, 8, 9]. Die relative geringere Bedeutung psychosozialer Faktoren ist deshalb verständlich, weil das Überleben vieler

Kinder und damit insbesondere chirurgische Fragestellungen im Vordergrund stehen.

In einer Untersuchung von van der Sluis et al. [14] wurden 74 polytraumatisierte Kinder mit einem ISS > 16 mit einem Follow-up nach neun Jahren untersucht. Dabei zeigte sich, dass es 80% Überlebende gab, 12% eine körperliche Behinderung davongetragen hatten und 42% kognitiv beeinträchtigt waren. 76% waren beschäftigt oder besuchten die Schule. Die Autoren legen Wert auf die Feststellung, dass es bei allen Untersuchten keinen Unterschied in der Lebensqualität zu einer Vergleichspopulation gab. Es entsteht der Eindruck, als wenn die psychischen Folgen zumindest im Bezug auf die Lebensqualität vernachlässigbar sind. Allerdings sprechen die Zahlen von 42% kognitiver Beeinträchtigung und 24% Nicht-Beschäftigung bzw. kein Schulbesuch ebenfalls eine deutliche Sprache. Auf die grundsätzliche Unabhängigkeit der Lebensqualität nach einer körperlichen Verletzung von deren Schwere weisen auch Erli et al. [5] hin, wobei unterschiedliche Altersgruppen in der Befragung zwar eine Rolle gespielt haben, es allerdings nicht explizit um die Einbeziehung von Kindern ging.

Deutlich mehr Literatur existiert über neuropsychologische Daten von polytraumatisierten Kindern, allerdings ist dies kaum in der medizinischen Literatur veröffentlicht. In einer eigenen Untersuchung an verkehrsverunfallten Kindern des Sommers 1998 in Hamburg [12] wurde deutlich, dass auch bei Unfällen mit geringen körperlichen Folgen insbesondere dissoziative Symptome entstehen können, ohne dass alle Kriterien für eine kinder- und jugendpsychiatrische Diagnose erfüllt wären.

Festzuhalten bleibt, dass unser Wissen über die psychischen Folgen eines Polytraumas im Kindes- und Jugendalter für viele Aspekte noch im Klinischen verhaftet ist, fraglos aber psychische Folgen von Polytraumata bei Kindern mehr Berücksichtigung finden sollten.

▪ Definition von Trauma

Wenn man sich mit den psychischen Folgen einer seelischen Verletzung durch ein kindliches Polytrauma beschäftigen will, so ist es zunächst notwendig, den Begriff des Traumas – auch des psychischen – zu operationalisieren. Shengold [13] fasst dies dahingehend zusammen, dass er schlicht davon spricht, dass „Trauma...like soul murder" sei. Tyson et al. (1990) geben hierzu folgende Definition ab: Trauma is „a condition that is experienced as overwhelming to the egos capacity to organize unregulated and that therefore produces state of helplessness". Fischer und Riedesser [6] definieren in einer Präzisierung von Tyson et al. Trauma „als ein vitales Diskrepanzerlebnis zwischen bedrohlichen Situationsfaktoren und den individuellen Bewältigungsmöglichkeiten, das mit Gefühlen von Hilflosigkeit und schutzloser Preisgabe einhergeht und so eine dauerhafte Erschütterung von Selbst- und Weltverständnis bewirkt" (S. 79). Ein entscheidender Punkt bei diesen Definitionen ist, dass bewusst kein Bezug zwischen einem potentiell traumatisierenden Ereignis und der individuellen Reaktionen des betroffenen Menschen hergestellt wird. Entscheidend für die Ausbildung eines psychischen Traumas ist die spezifische entwicklungs- und altersabhängige Interpretation auf Erlebnisqualität eines Kindes. So kann zum Beispiel ein Kind, das aufgrund einer entwicklungsgerechten familiendynamischen Situation gerade mit Schuldgefühlen beschäftigt ist, auf den Unfall eines seiner Eltern unter Umständen viel heftiger reagieren als ein anderes gleichaltriges Kind, das nach einem Fahrradunfall mit Frakturen in der Klinik behandelt werden muss. Vorhersagen über traumatische Reaktionen sind aus diesem Grund nicht verlässlich abzugeben.

Die traumatische Situation

Grundsätzlich unterscheidet man in der Psychotraumatologie zwei Formen einer traumatischen Situation: Naturkatastrophen und von Menschenhand verursachte Traumata. Je direkter die Beziehung zwischen einem traumatisierten Menschen und dem Verursacher ist, desto höher ist potentiell die psychisch schädigende Wirkung. Darüber hinaus bieten sich nach Fischer und Riedesser [6] folgende zusätzliche Unterscheidungen an:
- hinsichtlich des Schweregrades der traumatogenen Faktoren
- hinsichtlich einer Häufung traumatische Ereignisse oder Umstände und ihrer zeitlichen Verlaufstruktur
- hinsichtlich der Art der Betroffenheit des traumatisierten Subjekts
- hinsichtlich der Verursachung und der Verursachungsfaktoren
- hinsichtlich der Beziehung zwischen Opfer und Täter
- hinsichtlich der klinischen Situationstypologie

Bezüglich des Schweregrades potentiell traumatischer Ereignisse und Umstände für das Kindes- und Jugendalter mag die nachfolgende Tabelle aus dem DSM (Diagnostic and Statistical Manual; Saß et al. [11]) bezüglich der Einteilung von „Stressoren" als Anhalt dienen.

Wie schon weiter oben erwähnt, befassen sich die Beispiele aus der Tabelle 1 mit Kinder- und jugendpsychiatrisch relevanten anamnestischen Ereignissen, eigene Verletzungen kommen in der Aufzählung nicht vor, weil sie relativ zu den genannten weniger häufig vorkommen.

Untersucht man allerdings traumatische Faktoren hinsichtlich ihrer Verursachung, so konnte Green [7] über unterschiedliche Desaster, Katastrophen und Gewalttaten hinweg acht Situationsfaktoren ermitteln:
- Bedrohung für Leib und Leben
- schwerer körperlicher Schaden oder Verletzung
- das Erleben absichtlicher Verletzung oder Schädigung
- Konfrontation mit verstümmelten menschlichen Körpern („exposal to the grotesque")

Tabelle 1. Beispiele für traumatische Situationen

Kodierung	Beispiele für Belastungsfaktoren	Länger dauernde Lebensumstände
Leicht	Schulwechsel; Bruch einer Freundschaft	Beengte Wohnsituation; familiäre Streitigkeiten
Mittel	Schulausschluss; Geburt eines Geschwisterkindes (< 18 Monate)	Chronische Behinderung/Krankheit eines Elternteils; ständiger Streit der Eltern
Schwer	Scheidung der Eltern; unerwünschte Schwangerschaft; Haft	Strenge/zurückweisende Eltern; lebensbedrohliche Krankheit eines Elternteils; ständiger Bezugspersonenwechsel
Extrem	Sexueller Missbrauch; körperliche Misshandlung; Tod eines Elternteils	Wiederholter sexueller Missbrauch; ständige körperliche Misshandlung
Katastrophal	Tod beider Eltern	Chronische lebensbedrohende Krankheit

- gewaltsamer oder plötzlicher Verlust einer geliebten Person
- Beobachtung von Gewalt gegen eine geliebte Person oder Informationen darüber
- die Information, dass man einem schädlichen Umweltreiz ausgesetzt war oder ist
- Schuld am Tod oder schwerer Schädigung anderer

In dieser Aufzählung ist bewusst keine Hierarchie – wie in der Tabelle 1 – enthalten, weil ihn schon erwähnt eine Gewichtung direkter und indirekter Traumata bezüglich ihres Effekts auf den betroffenen Menschen beziehungsweise das betroffene Kind nicht möglich ist. So kann eine Information über einen Trauma psychisch ebenso intrusiv erlebt werden wie eine direkte Körperverletzung.

Traumaverarbeitung

Bezüglich der Phasen des Erlebens grenzt man in der Psychotraumatologie (Fischer und Riedesser [6]) drei wichtige Stufen voneinander ab:
- Schockphase,
- Einwirkungsphase und
- Erholungsphase.

Die Schockphase ist von einem (psychischen) Aufschrei, von Angst, Trauer und Wut gekennzeichnet. Das innere Erleben wird dominiert von einer Überflutung durch die überwältigenden Eindrücke die betroffene Personen von ihrer eigenen unmittelbaren emotionalen Reaktion überschwemmt und kann sich noch lange Zeit in einem Zustand von Panik bzw. Erschöpfung befinden. In der Regel schließt sich im Rahmen der Einwirkungsphase ein Zustand der Verleugnung, indem die betroffenen Menschen sich gegen jede Erinnerung an die traumatischen Situationen wehren. Die pathologische Variante ist durch ein extremes Vermeidungsverhalten gekennzeichnet. Das wäre zum Beispiel ein Kind, das nicht mehr auf die Straße geht, um keine Martinshörner mehr hören zu müssen, die es in der Erinnerung mit dem Unfallereignis verbinden. Die Phase der Verleugnung wird dann abgelöst von einem durchdringen der Person durch die Erinnerung. Kinder setzen sich in dieser Phase häufig selber der wiederholten Erinnerung aus („Mama, erzähl doch noch einmal wie das war mit dem Unfall"), weil dies die Voraussetzung für die nächste Phase des Durcharbeitens ist. Die pathologische Variante sind Erlebniszustände mit ständig sich auf drängenden Gedanken und Erinnerungsbildern des Traumas. Erst die Fähigkeit, in die traumatische Situation in ihren wichtigsten Bestandteilen erinnern zu können, ohne zwanghaft daran denken zu müssen und ohne pathologische emotionale Reaktion bildet den relativen Abschluss der post-expositorischen Reaktion.

Erst im so genannten traumatischen Prozess kann es durch Selbsthilfe oder professionelle Begleitung zu einem Durcharbeiten des Traumas kommen. Wichtig für das Verständnis eines traumatischen Verarbeitungsprozesses ist es, sich zu vergegenwärtigen, dass alle Formen von Amnesien den potentiellen Schweregrad nicht beeinträchtigen. Untersuchungen aus der Gedächtnisforschung belegen, dass auch „implizite" Gedächtnisinhalte entscheidend sein können für das Erleben. Hier ist auch zu berücksichtigen, dass nicht selten an die Stelle konkreter eigener Erinnerungen Phantasien über das Ereignis treten, die nicht weniger pathogen seien können als das reale Trauma.

Bezüglich eines Polytraumas ist zunächst davon auszugehen, dass es sich für das Kind um eine schwere unspezifische Traumatisierung handelt. Es ist deshalb möglich, dass sich unabhängig vom zeitlichen Verlauf der körperlichen Erholung zunächst eine traumatische Akutreaktion ausbildet.

■ Kinder- und jugendpsychiatrisch relevante Akutreaktionen und ihre Behandlung

Bezüglich kinder- und jugendpsychiatrisch relevanter Akutreaktionen sind bei akut traumatisierten Kindern – unabhängig von der Ursache – folgende Phänomene zu beobachten:
- Durchgangssyndrom
- akute Belastungsreaktion

- dissoziative Reaktionen
  - psychogene Lähmungen
  - psychogene Schmerzen
- Angststörungen
  - Panikattacken
- regressive Symptome

Diese Aufzählung orientiert sich nicht an der ICD-10, sondern primär an klinischen Symptomen (wenn auch einige synonym mit Diagnosen aus den etablierten Klassifikationssystemen sind). Unter einem Durchgangssyndrom versteht man eine organisch bedingte Psychose. Es muss einen eindeutigen zeitlichen Zusammenhang zwischen der Entwicklung dem organischen/zerebralen Trauma und dem Auftreten des psychischen Syndroms geben. Die akute Belastungsreaktion gehört in das Kapitel der Belastungsreaktionen der ICD-10 und gehört weiter unten besprochen. Dissoziative Reaktionen umfassen nicht nur psychogene Lähmungen und Schmerzen, sondern können darüber hinaus eine Fülle anderer unspezifischer Symptome hervorbringen. Im klinischen chirurgischen Alltag wird es manchmal schwierig sein, somatogene von psychogenen Reaktionen zu unterscheiden. Zu den Angststörungen gehören als wichtige Untergruppe auch die Panikattacken, die isoliert auftreten können und dann manchmal eher im Kontext der Belastungsreaktion gesehen werden müssen. Regressive Symptome umfassen eine Vielzahl unspezifischer Symptome, deren Leitbild der psychische bzw. Entwicklungsrückschritt ist. Gemeinsames Kennzeichen der Akutreaktionen ist ihre zeitliche Begrenzung.

Es ist von größter Wichtigkeit, die genannten Symptome genauso ernst zu nehmen wie alle anderen somatischen Symptome auch. Bemerkungen wie „das kann gar nicht weh tun" oder „du hast nichts" nehmen den kindlichen Patienten nicht ernst und sorgen im Zweifelsfall dafür, dass Kinder dazu gezwungen werden zu übertreiben oder zu bagatellisieren.

Für die Behandlung von kinder- und jugendpsychiatrisch relevanten Akutreaktionen traumatisierter Kinder stehen verschiedene medikamentöse und psychotherapeutische Interventionstechniken zur Verfügung. Zu den medikamentösen Behandlungsmöglichkeiten zählen an erster Stelle Tranquilizer und Neuroleptika. Letztere mit entsprechendem anxiolytischen bzw. sedierenden Profil. Psychotherapeutisch kann sowohl für das Kind so wie für Begleitpersonen die Technik des „Talking downs" von Bedeutung sein, die sich allerdings auch schnell ausweiten kann hin zu einer Krisenintervention. Darüber hinaus bieten einzelne psychotherapeutische Schulen Techniken an, die im Rahmen einer Akutbehandlung hilfreich sein können. Hierzu zählen beispielsweise Techniken des „passing and leading" aus der Hypnotherapie oder spezifische Entspannungsverfahren aus dem autogenen Training oder der progressiven Muskelrelaxation – Beispiele für kognitive Orientierungs- und Verarbeitungshilfen.

Jegliche psychotherapeutische Techniken sollten nur von in diesem Feld – und der Psychotraumatologie – erfahrenen Psychotherapeuten bzw. Kinder- und Jugendpsychiatern angewandt werden.

Immer dann, wenn es nach der akuten Traumareaktion um psychotherapeutische Begleitung bzw. Behandlung geht, wird eine supportive Psychotherapie indiziert sein. Allerdings kann je nach prämorbidem Zustand des Kindes und seiner Familie auch eine umfassende Psychotherapie bzw. Familientherapie notwendig werden. Im Rahmen einer supportiven Psychotherapie ist es ganz besonders wichtig, die gesamte Familie des Kindes einschließlich der Geschwisterkinder einzubeziehen. Dies ist deshalb wichtig, weil z. B. auch nicht betroffene Geschwister oder andere Familienmitglieder so von Schuldgefühlen gequält sind, dass sie unter Umständen einer eigenen Psychotherapie zugeführt werden müssen. Von besonderer Bedeutung ist in diesem Kontext auch der Einbezug von „Verursachern". Handelt es sich zum Beispiel um eine Polytrauma im Rahmen eines Suizidversuches nach Liebesenttäuschung, so können die Schuldgefühle des zurückweisenden Jugendlichen fast unaushaltsam sein, so dass nicht nur eine Einbeziehung in die supportive Psychotherapie sondern auch hier die Überweisung in einen eigenen Behandlungsstatus von Nöten ist.

Langzeitfolgen

Kinder- und jugendpsychiatrisch relevante Langzeitfolgen eines kindlichen Polytraumas sind zunächst kognitive Beeinträchtigungen. In Abhängigkeit vom Alter des Kindes bei Eintreten des Polytraumas wird das Kind unter Umständen sehr deutlich realisieren, welche kognitiven Einbußen es erlitten hat. Dies führt dann nicht selten dazu, dass sekundär depressive Reaktionen über die entstandenen Defizite entstehen. Eine körperliche Behinderung ist auch dann kinder- und jugendpsychiatrisch relevant, wenn zunächst bei dem betroffenen Kind scheinbar keinerlei Reaktionen darauf festzustellen sind und das Kind sich vordergründig gut adaptiert hat. Spätestens mit dem Eintreten in die Pubertät wird die körperliche Behinderung zu einem Handicap, bei dem deutlich wird, welche Lebensvollzüge dem Jugendlichen verwehrt bleiben.

Zu den primär psychischen Störungen gehört an erster Stelle die posttraumatische Belastungsstörung gefolgt von den Anpassungsstörungen. Es gibt aber auch einzelne isolierte kinder- und jugendpsychiatrische Störungen, die ohne den direkten Bezug zum Trauma entstehen können, hierzu gehören insbesondere dissoziative Störungen, Angststörungen und Depressionen. Von besonderer Bedeutung ist hierbei, dass die Latenz zwischen dem Trauma und dem Auftreten einer reaktiven Störung viele Jahre betragen kann.

Eine akute Belastungsreaktion (ICD-10: F43.0; Dilling et al. [4]); siehe Tabelle 2) ist gekennzeichnet durch eine gemischte und wechselnde Symp-

Tabelle 2. Akute Belastungsreaktion gemäß ICD-10 Forschungskriterien

---

ICD-10 F43.0 akute Belastungsreaktion

- Erleben einer außergewöhnlichen psychischen oder physischen Belastung
- Dem Kriterium A. folgt unmittelbar der Beginn der Symptome (innerhalb 1 Stunde)
- Es gibt zwei Symptomgruppen. Die akute Belastungsreaktion wird unterteilt in:
  - F43.00 leicht
  - F43.01 mittelgradig
  - F43.02 schwer
- Wenn die Belastung vorübergehend ist oder gemildert werden kann, beginnen die Symptome nach frühestens acht Stunden abzuklingen. Hält die Belastung an, beginnen die Symptome nach höchstens 48 Stunden nachzulassen
- Häufigstes Ausschlusskriterium: Derzeit liegt keine andere psychische oder Verhaltensstörung vor

---

Tabelle 3. Anpassungsstörung gemäß ICD-10 Forschungskriterien

---

ICD-10 F43.2 Anpassungsstörung

- Identifizierbare psychosoziale Belastung von einem nicht außergewöhnlichen oder katastrophalen Ausmaß; Beginn der Symptome innerhalb eines Monats
- Symptome und Verhaltensstörungen wie bei affektiven Störungen (F3), bei Störungen aus dem Kapitel F4 sowie bei den Störungen des Sozialverhaltens (F91). Die Symptome können in Art und Schwere variieren. Das vorherrschende Bild wird mit der fünften Stelle differenziert:
  - F43.20 kurze depressive Reaktion
  - F43.21 längere depressive Reaktion
  - F43.22 Angst und Depression gemischt
  - F43.23 mit vorwiegender Beeinträchtigung von anderen Gefühlen
  - F43.24 mit vorwiegender Störung des Sozialverhaltens
  - F43.25 mit vorwiegender Störung von Gefühlen und Sozialverhalten

---

tomatik. Hier sind Gefühle von „Betäubung" zu nennen, aber auch unmittelbare Angst, Depression gemischt mit Ärger, Verzweiflung, Überaktivität und Rückzug. Die Operationalisierung dieser Störung sieht vor, dass sich die Symptomatik innerhalb von Stunden bis hin zu drei Tagen nach dem Trauma entwickeln muss. In der Regel ist diese Symptomatik reversibel.

Ist das Trauma nicht von außergewöhnlichem Ausmaß, spricht man von einer Anpassungsstörung (ICD-10: F43.2; siehe Tabelle 3), die in einem Zeitraum zwischen einem und sechs Monaten nach dem Trauma entsteht. Wir unterscheiden hierbei eine kurze depressive Reaktion, bei der die Symptomatik nicht länger als ein Monat besteht, von einer längeren depressiven Reaktion bis zu einem Zeitraum von zwei Jahren. Darüber hinaus gibt es gemischte Bilder, in denen Angst- und depressive Reaktionen ge-

Tabelle 4. Posttraumatische Belastungsreaktion gemäß ICD-10 Forschungskriterien

ICD-10 F43.1 posttraumatische Belastungsstörung

■ Die Betroffenen sind einem kurz- oder lang anhaltenden Ereignis oder Geschehen von außergewöhnlicher Bedrohung oder mit katastrophalem Ausmaß ausgesetzt, das nahezu bei jedem tief greifende Verzweiflung auslösen würde.
■ Anhaltende Erinnerungen oder Wiedererleben der Belastung durch aufdringliche Nachhallerinnerungen (Flash-backs), lebendige Erinnerungen, sich wiederholende Träume oder durch innere Bedrängnis in Situationen, die der Belastung ähneln oder mit ihr in Zusammenhang stehen
■ Umstände, die der Belastung ähneln oder mit ihr in Zusammenhang stehen, werden tatsächlich oder möglichst vermieden. Dieses Verhalten bestand nicht vor dem belastenden Erlebnis
■ Teilweise oder vollständige Unfähigkeit, einige wichtige Aspekte der Belastung zu erinnern oder anhaltende Symptome einer erhöhten psychischen Sensitivität und Erregung mit zwei der nachfolgenden Merkmale:
  – Ein- und Durchschlafstörungen
  – Reizbarkeit oder Wutausbrüche
  – Konzentrationsschwierigkeiten
  – Hypervigilanz
  – Erhöhte Schreckhaftigkeit
■ Die Symptome treten innerhalb von sechs Monaten nach dem Belastungsereignis oder nach dem Ende einer Belastungsperiode auf

meinsam vorkommen. Ohne Zweifel können auch andere verschiedene affektive Qualitäten beeinträchtigt sein. Etwas unerwartet kommt für manche Kliniker noch die Symptomatik der Störung des Sozialverhaltens hinzu, weil dies prima vista sehr uneinfühlbar erscheint. Nicht zuletzt gibt es die dissoziale Symptomatik auch kombiniert mit emotionalen Symptomen. Insbesondere bei Kindern und Jugendlichen können dissoziale Symptome in Form aggressiven Verhaltens auftreten, die einer fundierten Differenzierung zur nicht traumatischen Störung des Sozialverhaltens bedürfen.

Eine posttraumatische Belastungsstörung (ICD-10: F43.1; siehe Tabelle 4) entsteht mit einer deutlichen Latenz nach dem Trauma, allerdings innerhalb von sechs Monaten. Eine posttraumatische Belastungsstörung ist gekennzeichnet durch so genannte unausweichliche Erinnerungen, die in Form von Flash-backs oder auch Alpträumen auftreten können. In der Regel reagieren die Patienten auf die Symptomatik mit emotionalem Rückzug und regelhaft findet man, gerade bei Kindern, eine nahezu phobische Vermeidung all dessen, was im weitesten Sinne mit der traumatischen Situation zusammenhängen könnte.

Über die kinder- und jugendpsychiatrisch relevanten Störungen hinaus ist allerdings immer auch das kindliche Erleben bei bzw. nach Polytrauma zu berücksichtigen, auch wenn es zu keinerlei klinisch bedeutsamen Symptomen kommt. Hier ist an erster Stelle die Überlebensschuld mancher Kinder zu nennen, die einen Unfall voller Schuldgefühle verarbeiten, weil sie im Gegensatz zu anderen, zum Beispiel Familienangehörigen oder Freunden, überlebt haben. Dieser Komplex ist nicht zu unterschätzen, insbesondere dann, wenn Kinder entwicklungsabhängig noch eine Nähe zu magischem Denken haben. Aber auch bei Jugendlichen ist diese Schuldproblematik, die häufig unbewusst bleibt, nicht zu unterschätzen. In jedem Fall handelt es sich bei körperlichen Verletzungen um narzisstische Traumata, die auf plötzliche und eindeutige Weise klar machen, dass der Körper verletzlich ist, ganz im Gegensatz zu den Größenfantasien, von denen Kinder und Jugendliche häufig und natürlicherweise getragen sind.

Hat ein Kind bei einem Unfall Familienangehörige, Verwandte oder Freunde verloren, so ist natürlich mit einer entsprechenden Verlust- und Trauerreaktion zu rechnen, die ihren Ausdruck in sehr unterschiedlichen Symptomen finden kann. Hierzu gehört auch ein Gefühl der ohnmächtigen Wut auf das Schicksal oder auch auf reale Verursacher, was dann unter Umständen in die oben beschriebene Störung des Sozialverhaltens münden kann.

Nicht zuletzt ist auch ein Gefühl der Depression zu nennen, was zumindest zu Beginn noch nicht mit einem klinischen Schweregrad an Depressivität einhergehen muss.

Alle genannten psychischen Störungen bedürfen einer differenzierten und rechtzeitigen kinder- und jugendpsychiatrischen Diagnostik und der entsprechenden Behandlung. Sinnvoll ist in den meisten Fällen eine Einleitung dieser Diagnostik und Behandlung noch unter stationären – auch intensivmedizinischen – Bedingungen. Auch unter präventiven Gesichtspunkten kann ein frühzeitiges kinder- und jugendpsychiatrisches Konsil hilfreich sein, wenn z.B. Eltern und Bezugspersonen in den adäquaten Umgang mit dem betroffenen Kind eingewiesen und beraten werden.

Immer dann, wenn es um die psychische Verarbeitung eines Polytraumas geht, sind psychotherapeutische Verfahren aus dem Kreis der tiefenpsychologisch orientierten Psychotherapie indiziert. Komplexe Symptomursachen, die sich aus prämorbiden neurotischen Konflikten, einer aktuell pathogenen Familiendynamik und den unmittelbaren Folgen des Polytraumas zusammensetzen, bedürfen einer entsprechenden komplexen Herangehens- und Verstehensweise, die sich einzel-, gruppen- oder familientherapeutisch mit dem Index-Kind beschäftigt.

■ Ausblick

Im Umgang mit polytraumatisierten Kindern aus kinder- und jugendpsychiatrischer Sicht ist in jedem Fall zu berücksichtigen, dass es keinen linearen Zusammenhang gibt zwischen der Schwere eines körperlichen Traumas und dem Ausmaß psychischer Traumatisierung. Wichtig ist, dass es einen Zusammenhang gibt zwischen Bewusstseinsgrad und unmittelbaren Symptomen. In jedem Fall werden die prämorbide kindliche Persönlichkeit sowie prämorbide Belastungen eines Kindes sowie familiäre Faktoren zu berücksichtigen sein.

Zur besseren Abschätzung der Folgen kindlicher Polytraumata ist es für die Zukunft sicherlich notwendig, dass es kombinierte chirurgische und kinder- und jugendpsychiatrische prospektive Längsschnittuntersuchungen gibt. In jedem Einzelfall wird es um eine gemeinsame Diagnostik unter der Einbeziehung der Familie und der Angehörigen gehen sowie um eine rechtzeitige Überleitung in eine kinder- und jugendpsychiatrische und psychotherapeutische Diagnostik und ggfls. Indikationsstellung zur Behandlung.

Literatur

1. Buckley SL, Gotschall C, Robertson WW (1994) The relationships of skeletal injuries with trauma score, injury severity score, length of hospital sray, hospital charges, and mortality in children admitted to a regional pediatric trauma center. J Pediatr Orthop 14:449
2. Cramer KE (1995) The pediatric polytrauma patient. Clin Erthop 318:125–135
3. Dilling H, Mombour W, Schmidt MH (2000) Internationale Klassifikation psychischer Störungen. ICD-10 Kapitel V (F), 4. Auflage. Hans Huber, Bern
4. Dilling H, Mombour W, Schmidt MH, Schulte-Markwort E (1994) Internationale Klassifikation psychischer Störungen. ICD-10 Kapitel V (F) Forschungskriterien. Hans Huber, Bern
5. Erli HJ, Fernandez V, Kugler J, Brugmann M, Paar O (2000) Determinants of the global quality of life after polytrauma. Der Chirurg 71:1132–1137
6. Fischer G, Riedesser P (1998) Lehrbuch der Psychotraumatologie. Reinhardt, München
7. Green A (1993) Childhood sexual and physical abuse. In: Wilson JP, Raphael B (eds) International Handbook of Traumatic Stress Syndromes, Plenum Press, New York
8. Greenspan AL, MacKenzie EJ (1994) Functional outcome after pediatric head injury. Pediatrics 94:425
9. Harris BH, Schwaitzenberg SD, Seman TM, Herrman C (1989) The hidden morbidity of pediatric morbidity. J Pediatr Surg 24:103–106
10. Klonoff H, Clark C, Klonoff PS (1993) Long term outcome of head injuries: a 23 year follow-up study of children with head injuries. J Neurol Neurosurg Psychiatry 56:410–415
11. Saß H, Wittchen H-U, Zaudig M (1998) Diagnostisches und Statistisches Manual Psychischer Störungen. DSM-IV, 2. Auflage. Hogrefe, Göttingen
12. Schäfer I, Barkmann C, Schulte-Markwort M, Riedesser P (1999) Posttraumatic Stress Syndromes in Children and Adolescents Following Road Traffic Accidents. Poster presented at 11th International Congress, European Society for Child and Adolescent Psychiatry, Hamburg 15th–19th September 1999
13. Shengold LL (1979) Child abuse and deprivation: Soul murder. J Am Psychoanalytic Ass 27:533–557
14. Van der Sluis CK, Kingma J, Eisma WH, ten Duis HJ (1997) Pediatric polytrauma: short-term and long-term outcomes. J Trauma 43:501–506

Sachverzeichnis

A

Abbreviated-Injury-Scale (AIS) 4
Anpassungsstörung 152
ARDS 11, 78

B

Battered child syndrome 62
Bauchtraumen, stumpfe 8
Beckenfraktur 6
Beckenverletzungen 83
Behandlung, frühfunktionelle 87
Behandlungsphasen 15
Belastungsstörung, posttraumatische 151, 153
Beugesehnen 121
Blasenrupturen 31
Blutgasanalyse 77
Brustwirbelsäule, Verletzungen 107

C

Children's-coma-scale (CCS) 63, 64, 66
Computertomogramm 19
Computertomographie 77

D

Damage Control 32
Day-One-Surgery 17
Dopplersonographie, transkranielle (TCD) 64

E

Epiduralhämatome 67
Extremitätenfrakturen 8, 111

F

Fixateur externe (FixEx) 55, 116
Flüssigkeitshaushalt 43
Frakturen 9
Frakturversorgung 49

G

Glasgow-coma-scale (GCS) 63, 64

H

Hämatome, subdurale 67
Hämatothorax 29, 75
Handverletzungen 121
Handwurzelknochen 125
Hirnödem 45, 66
Halswirbelsäule (HWS) 99
Hygrome 69
Hypovolämie 42

I

Injury Severity Score (ISS) 4, 76
Intensivmanagement 41
Intensivtherapie 3, 38

K

Kinderschockraum 133
Kindertraumazentren 18, 21

L

Laparotomie 30
Life before limb 116

Lungenkontusion 77
Lendenwirbelsäule, Verletzungen 107

M

Magnetresonanztomographie (MRT) 21, 102
Markraumschienung, elastisch stabile (ESIN) 54, 116
Mehrzeilen-Spiral-CT (MSCT) 20
Mittelgesichtsverletzung 29
Mittelhandfrakturen 125
Monitoring 19
Multiorganversagen (MOV) 2, 3, 10, 11, 21

N

Nagelung, elastisch-stabile intramedulläre (ESIN) 55
Nervenverletzungen 129

O

Ödembildung, Hirnödem 66
offene Reposition und interne Fixierung (ORIF) 95
Organversagen 1
Osteosyntheseverfahren 119

P

Plattenosteosynthese 119
Pneumothorax 29, 75
Primärphase 16
Psychotraumatologie 147

R

Reanimationsphase 16

S

Schädel-Hirn-Trauma (SHT) 5, 10, 11
– Prävention 72
Sehnenverletzungen 128
Sekundärphase 16
Shaken baby syndrome 62
SIRS 2
Spinal cord injury without radiographic abnormalities (SCIWORA) 99, 102
Spiral-CT 101

T

Tertiärphase 16
Thoraxdrainage 78
Thoraxtrauma 7, 75
Todesursachen 10
Traumaregister 28
Traumaverarbeitung 148
Traumazentren 28

U

Unfallrettung 3

V

Verletzungsmechanismen 105
Verletzungsmuster 1

W

Weichteilschäden 83
Wirbelsäule 6, 99

Z

Zwerchfellrupturen 31

Druck: Strauss Offsetdruck, Mörlenbach
Verarbeitung: Schäffer, Grünstadt

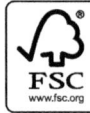

MIX
Papier aus verantwortungsvollen Quellen
Paper from responsible sources
FSC® C105338

If you have any concerns about our products,
you can contact us on
ProductSafety@springernature.com

In case Publisher is established outside the EU,
the EU authorized representative is:
**Springer Nature Customer Service Center GmbH
Europaplatz 3, 69115 Heidelberg, Germany**

Printed by Libri Plureos GmbH
in Hamburg, Germany